DM

与血糖"和解"

糖尿病
健康管理108问

"糖友友"和你在一起

主编 陈怡君 刘文清 李昌熙

苏州大学出版社
Soochow University Press

图书在版编目(CIP)数据

糖尿病健康管理 108 问/陈怡君,刘文清,李昌熙主编. ——苏州:苏州大学出版社,2025.4. —— ISBN 978-7-5672-5208-0

Ⅰ. R587.1-44

中国国家版本馆 CIP 数据核字第 2025WY2188 号

书　　名:	糖尿病健康管理 108 问
	TANGNIAOBING JIANKANG GUANLI 108 WEN
主　　编:	陈怡君　刘文清　李昌熙
责任编辑:	王晓磊
装帧设计:	吴　钰
出版发行:	苏州大学出版社(Soochow University Press)
社　　址:	苏州市十梓街 1 号　邮编:215006
印　　装:	常熟市华顺印刷有限公司
网　　址:	www.sudapress.com
邮　　箱:	sdcbs@suda.edu.cn
邮购热线:	0512-67480030
销售热线:	0512-67481020
开　　本:	787 mm×1 092 mm　1/32　印张:4.75　字数:92 千
版　　次:	2025 年 4 月第 1 版
印　　次:	2025 年 4 月第 1 次印刷
书　　号:	ISBN 978-7-5672-5208-0
定　　价:	19.80 元

凡购本社图书发现印装错误,请与本社联系调换。
服务热线:0512-67481020

《糖尿病健康管理 108 问》编 委 会

主　编　陈怡君　刘文清　李昌熙
编　委　徐　玮　程　蓓　钱明珠
　　　　颜秧照　李鹏宇　娄春芝
　　　　汤　叶　陈雨菲　陈　功

前　言

亲爱的糖友：

此刻，当您翻开这本书时，请允许我们握住您的手——不是以专家的姿态，而是作为与糖尿病病友(简称糖友)共处了20多年的家人，在深夜直播间与大家一起哭过笑过的主播，更是和您一样渴望打破控糖魔咒的普通人。糖友友，就是糖友之友，是营养师、健康管理师，也是陪伴60多万家人走过1 825个日夜的"控糖陪跑员"。

因为家人，我们不得不关注糖尿病，忘不了家人确诊糖尿病时眼中的困惑和忧愁，以及他们在自己肚子上打针时无奈隐忍的表情。严格遵循医嘱，饿到腿软却换来更高的血糖值；吞下大把药片，却在深夜因并发症疼痛呻吟。这些痛，我们感同身受。

作为健康管理师，我们走遍全国、放眼世界，只为学习糖尿病治疗前沿方案。虽然这一过程不乏艰辛，但直播间里一句"我按你说的方法吃，真的有用，血糖稳了!"让我们觉得做这一切都是值得的。

作为主播，我们听过太多深夜的哽咽："是不是一辈子只能打针、吃药?""朋友聚会不想去,我不知道能吃什么!""医生说我眼睛好不了了"……这些声音让我们懂得:控糖不是冰冷的数字游戏,而是实实在在的生命修行。

5年来,我们共同创造了这些数字:举办138期轻松控糖体验营,帮助超3万人找到"吃饱吃好"的饮食节律;开展1 500多次深度健康咨询,陪跑糖友实现平均糖化血红蛋白下降1.8%;收到8万多条控糖实证反馈,每一份数据都在重塑我们的认知。

这本书的每一篇,都是我们与糖尿病"和解"的阶梯。

第一篇为认知重构:解码糖尿病的前世今生。来一场从被动治疗到主动管理的思想跃迁,不教您背诵血糖值标准,而是带您看懂身体的信号:为什么忍饥挨饿血糖还是高?为什么空腹血糖总是居高不下?——在这些直播间里常见的问题背后,是糖友深深的焦虑。

第二篇为餐桌"革命":科学低碳,吃饱吃好糖更好。"糖友友黄金饮食法则",杂豆饭制作,一日三餐的营养均衡、有滋有味,这些才是控糖真正的有力武器!

第三篇为生活重塑:情绪、睡眠与运动的"三角支架"。收录了科学运动、心态调节、助眠方法,也收录了糖友的困惑、尝试和生活小妙招。

第四篇为代谢修复:精准营养,给身体一次重启的机会。直播间、控糖周、训练营中捷报频传,那一张张对比鲜明的体检报告单,让我们在实践中坚信:糖尿病不仅可防可控,而且可缓解、可逆转。

谨以此书献给所有在控糖路上执笔改写命运的人,愿它成为您的"健康罗盘"。与血糖"和解",不是向疾病投降,而是以智慧为盾,以营养为剑,做自己健康王国真正的主人。

现在,请您触摸此刻书页的温度。这不仅是知识和经验的传递,更是我们跨越时空的击掌盟约:从今天开始,每一口用心选择的食物,都是对生命的深情告白!

陈怡君

2025 年 1 月

目 录

第一篇 认知重构：解码糖尿病的前世今生

"数"说血糖 /3

1. 如何正确测量血糖？ /3
2. 测血糖时怎么扎手指不痛？ /4
3. 测血糖时有哪些错误做法？ /4
4. 血糖仪什么情况下需要矫正？血糖仪和试纸存放有哪些注意事项？ /5
5. 什么是餐前血糖？ /6
6. 什么是睡前血糖？ /7
7. 什么是随机血糖？ /7
8. 什么是空腹血糖？测空腹血糖的误区有哪些？ /7
9. 什么是餐后2小时血糖？什么时候开始计时测餐后血糖？ /8
10. 每天测几次血糖合适？ /9

11. 如何记录监测血糖的信息? / 10

12. 两个血糖仪监测的结果为什么不一样? / 11

了解 2 型糖尿病,为糖友解密 / 12

13. 糖尿病的诊断标准有哪些? / 12

14. 胰岛是什么"岛"?什么是胰岛素抵抗?有哪些表现? / 13

15. 糖尿病的高危因素有哪些? / 15

16. 糖尿病靠近时,身体会发出哪些信号? / 16

17. 为什么仅靠吃药、打针控制不住血糖? / 17

18. 空腹血糖正常是否就能高枕无忧? / 18

19. 空腹血糖为什么降不下来? / 19

20. 空腹血糖为什么比前一天晚餐后血糖还高? / 20

21. 早餐后血糖低于空腹血糖的原因有哪些? / 21

22. 餐后血糖为什么控制不好? / 22

23. 为什么忍饥挨饿血糖还是高? / 22

24. 天气转凉对血糖有什么影响? / 22

25. 糖友血糖升高,为什么又会出现低血糖? / 23

26. 低血糖的标准数值是多少?低血糖的危害有哪些? / 24

27. 发生了低血糖怎么办? / 25

28. 为什么血糖明明超高,却出现了心慌、出冷汗等低血糖的表现? / 25

29. 什么是糖尿病缓解? 如何达成缓解状态? / 26

糖尿病并发症已经悄悄来到了您的身边 / 28

30. 为什么糖友很容易疲劳又难恢复? / 28

31. 小便有泡沫、眼睛模糊是怎么回事? 该怎么办? / 29

32. 出现视力下降、飞蚊症甚至眼底出血怎么办? / 30

33. 胸闷、心慌、背痛是怎么回事? / 32

34. 为什么说糖尿病和冠心病是等危症? / 32

35. 手脚冰凉、麻木、感觉异常是怎么回事? 该怎么办? / 33

36. 注意力不容易集中,丢三落四,老忘事,怎么办? / 34

37. 糖友为什么越来越瘦? / 35

38. 高血糖对肠道的危害有哪些? / 36

39. 糖友口臭、口干、胃肠功能紊乱怎么办? / 37

40. 糖友为什么更容易出现肠漏症? 有哪些危害? / 38

41. 肠道益生菌对治疗糖尿病有帮助吗? / 39

42. 没有食欲,一吃就饱,这是什么情况? / 40

43. 皮肤总是出疖子或小便痛反复发作是怎么回事? / 41

44. 皮肤受伤了,伤口很难愈合怎么办? / 41

45. 与皮肤相关的糖尿病并发症有哪些? / 42

46. 经常感到关节酸痛,上下楼梯有无力感,走路会有卡顿感,为什么? / 44

47. 为什么比糖尿病更可怕的是糖尿病并发症? / 45

通过健康管理,糖尿病并发症是可防可控的 / 46

48. 糖友的血糖控制目标是多少? / 46

49. 糖化血红蛋白的控制目标是多少? / 47

50. 糖友在家自我监测的项目有哪些? / 47

51. 糖友需要去医院定期监测的项目有哪些? / 48

52. 什么是血糖稳定?什么是血糖波动大? / 49

53. 血糖波动大的危害有哪些? / 49

54. 预防糖尿病并发症,血糖稳定是关键,如何保持血糖稳定? / 50

55. 糖尿病能治好吗? / 51

第二篇　餐桌"革命"：科学低碳，吃饱吃好糖更好

和食物合作，科学低碳，均衡营养　/ 55

56. 民以食为天，为什么一日三餐对健康很重要？
　　/ 55
57. 为什么糖友总觉得没吃饱？怎么办？　/ 56
58. 想要控好血糖，先要吃对饭，为什么？　/ 57
59. 少吃多餐对控制血糖有利吗？　/ 58
60. 什么是"8+16轻断食法"？对糖友有什么好处？
　　/ 59
61. 低血糖生成指数与科学低碳饮食有什么不同？
　　/ 61
62. 和食物合作，吃对饭就能控好糖吗？　/ 63
63. 想要既吃饱肚子，血糖又不高该怎么办？　/ 64
64. 什么是膳食纤维？膳食纤维对人体有哪些益处？
　　如何补充膳食纤维？　/ 66
65. 糖友如何补充蛋白质？　/ 68
66. 糖友需要补充脂肪吗？　/ 71
67. 想要血糖稳中下降，三餐应该怎么吃？　/ 71
68. 早餐不吃主食会饿吗？　/ 74
69. 吃主食会升糖，一日三餐都不吃主食可以吗？
　　/ 76

70. 经常感觉饿，吃东西又怕血糖升高，怎么办？ / 77
71. 工作忙了就不吃饭，下一顿补上可以吗？ / 78
72. 午餐、晚餐不喝汤可以吗？直接喝水可以吗？ / 79
73. 糖友可以喝奶粉吗？ / 80
74. 两餐之间饿了可以吃零食吗？ / 80
75. 每天吃不了这么多蔬菜，怎么办？ / 81
76. 糖友可以吃水果吗？ / 81
77. 糖友血脂高，可以吃蛋黄吗？ / 82
78. 为什么不建议糖友吃洋葱和胡萝卜？ / 82
79. 哪些食物养肝？ / 83
80. 哪些食物养肾？ / 84
81. 对眼睛有益的食物有哪些？ / 84
82. 甜食对视力是否有影响？ / 85
83. 吃辣椒是否伤眼？ / 85
84. 吃大蒜是否对眼睛有害？ / 86
85. 对骨骼健康有帮助的食物有哪些？ / 86
86. 多喝水会加重糖尿病吗？ / 87
87. 糖友怎么喝水更有利于健康？ / 88

第三篇　生活重塑：情绪、睡眠与运动的"三角支架"

改变，从今日始　/ 93

88. 情绪对血糖有怎样的影响？　/ 93
89. 糖友中约有40%发生情绪抑郁，为什么？　/ 94
90. 糖友脾气暴躁，情绪爆发后又自责，怎么办？　/ 96
91. 情绪与压力因素：为什么越焦虑越失控？如何科学平衡？　/ 99
92. 当更年期（围绝经期）"撞上"高血糖怎么办？　/ 101
93. 为什么说保持乐观的心态是与血糖"和解"的一剂良药？　/ 103
94. 想睡睡不着，醒了还想睡，或者睡不醒，这是为什么？　/ 105
95. 睡眠障碍如何影响血糖？　/ 106
96. 运动后为什么血糖反而升高了？　/ 107
97. 运动需要循序渐进，怎么掌握适当的运动量？　/ 108
98. 不喜欢运动，如何把日常家务变成"隐形降糖药"？　/ 110

99. 大体重的糖友怎样运动不伤害膝关节？ / 112

100. 糖友什么时候运动最好？早晨可以空腹运动吗？ / 115

第四篇 代谢修复：精准营养，给身体一次重启的机会

糖尿病健康管理从未如此充满生机 / 119

101. 什么是精准营养？膳食补充剂有用吗？ / 119

102. 哪些营养素协助提升糖代谢？ / 121

103. 哪些脂类对糖友比较重要？ / 123

104. 糖友需要特别补充哪些维生素？ / 125

105. 蛋白质（包括小分子肽）在细胞损伤修复过程中的作用是什么？ / 126

106. 辅酶 Q10 如何调控血糖？ / 128

107. 糖友如何维持肌肉量？β-羟基-β-甲基丁酸盐（HMB）的辅助作用与综合管理策略是什么？ / 130

108. 植物营养素中有哪些物质可以帮助糖友？ / 133

第一篇

认知重构:解码糖尿病的前世今生

来一场从被动治疗到主动管理的思想跃迁，不教您背诵血糖值标准，而是带您看懂身体的信号：为什么忍饥挨饿后血糖还是高？为什么空腹血糖总是居高不下？——在这些直播间里常见的问题背后，是糖友最深的焦虑。了解糖尿病的本质，知己知彼，与血糖"和解"，您也可以。

"数"说血糖

血糖高不高,跟着感觉走是不靠谱的,准确的检测数据是个体病程判断的可靠依据。生活中某些食物能不能吃、能吃多少,药物是否有效、用量是否合理都与血糖水平息息相关。从这个角度看,逆转高血糖的第一要务就是把血糖数据测准。

1. 如何正确测量血糖?

① 温水清洁双手,用毛巾充分擦干。

② 取出一张血糖试纸,插入血糖仪中,看到屏幕上出现数字或声音提示后,就启动成功了。

③ 用乙醇棉片或者棉签擦拭你要采血的手指部位,消毒皮肤,等待乙醇挥发。

④ 将采血针装到采血笔上,用采血针轻扎一下手指,轻轻挤压手指两侧,挤出一滴血,弃去第一滴血,取第二滴血用于检测。

⑤ 用血糖仪上的试纸去接触手指上的血液,吸入足量血样以后用棉签按压指尖止血。

⑥ 血糖仪倒计时读秒结束，读取血糖仪上的数字就可以了。

2. 测血糖时怎么扎手指不痛？

一般来说，十个手指选择无名指采血最佳。当然，如果频繁监测血糖，可以无名指、中指、小拇指轮流采血。末梢神经集中在指尖前段中部，两侧较少，所以侧面采血能减少疼痛。对痛觉敏感的患者，可以选用低痛或无痛采血针，减少疼痛感。

采血前选择好采血笔刺穿深度，建议选"2"左右，扎针的时候，采血笔紧贴皮肤。注意这些细节，会明显减少疼痛感。

3. 测血糖时有哪些错误做法？

测血糖时，要一次性采够血样。如果采样不足，用力挤压手指，会导致皮下组织液进入血液样本，影响测量结果。如果手指冰凉，可揉搓双手或用温水浸泡，或从手指根部推向指尖，使指尖血液丰富后再采血。以下测血糖的错误做法要注意避开。

① 没有洗干净双手。测血糖前不洗手，结果通常不准确，因为血液样本里会混入其他成分。

② 同一位置反复采血。同一位置重复戳刺容易引

发感染，建议每次测血糖时用不同的手指位置。

③ 采血针反复使用。采血针是一次性的医疗器械，不能反复使用。使用过的采血针，针尖会变钝，针头金属会发生化学变化，随着使用次数的增加，疼痛感也会相应增加。而且，使用过的针头容易出现细菌繁殖，导致感染。

④ 使用血糖试纸前未认真检查。使用血糖试纸前要认真检查，看有没有过期，是否和血糖仪相匹配；试纸取出后应立即将试纸盒密封，避免试纸氧化或受潮。

⑤ 使用碘伏消毒采血点。碘伏试剂会与血糖试纸上的氧化酶发生反应，使测得的血糖值偏高。

⑥ 没等乙醇完全挥发就采血或挤压采血部位过度用力，这些都会稀释血液，导致血糖值偏低。

⑦ 过度用力按压指腹。过度用力按压指腹容易使组织液挤出与血液相混，导致测出的血糖值有误差。

4. 血糖仪什么情况下需要矫正？血糖仪和试纸存放有哪些注意事项？

出现以下情况，血糖仪需要矫正：
① 新购血糖仪或是新的一瓶血糖试纸初次使用；
② 怀疑仪器或试纸出现问题，比如使用时间过

长，或是保存条件不良；

③ 血糖仪发生磕碰后；

④ 测试结果与主观感受有明显差别时，比如感觉有低血糖症状，而测得的血糖结果却偏高。

血糖仪在正常室温下存放即可，避免摔打、沾水，勿让小孩和宠物触及、玩耍。血糖仪允许运作的温度为 10~40 ℃，湿度为 20%~80%，太冷、太热、过湿均会影响其准确性。同时，避免将仪器存放在电磁场（如移动电话、微波炉等）附近，否则会影响读数的准确性。当血糖仪上有尘垢、血渍时，用软布蘸清水清洁，不要用清洁剂清洗，更不要将血糖仪浸入水中或用水冲洗，以免损坏。血糖试纸须妥善保管，要放在密闭的试纸盒内，在干燥、阴凉、避光的地方保存，以避免其变质。注意试纸保质期，并确保在有效期内用完。

5. 什么是餐前血糖？

餐前血糖顾名思义就是进餐前的血糖浓度。测量餐前血糖能反映胰岛 β 细胞分泌功能的持续性。餐前血糖可指导糖友调整将要摄入的食物量和餐前注射胰岛素量（或口服药量）。有低血糖风险者应先测定餐前血糖再用药。

6. 什么是睡前血糖?

睡前血糖一般指晚上10点左右的血糖浓度。测量睡前血糖能反映胰岛细胞对晚餐后高血糖的控制能力。监测睡前血糖主要是为了指导糖友合理掌握睡前药量（主要指胰岛素），以及评估晚餐安排是否合理，便于及时调整，以避免夜间发生低血糖。使用降糖药物的患者，睡前血糖避免低于6.0 mmol/L。

7. 什么是随机血糖?

随机血糖是指任意时间监测的血糖。随机血糖可以帮助了解各种应激情况，如进食量多少、饮酒、劳累、生病、手术、情绪变化、月经期等对血糖的影响，能够更好地反映血糖的波动性。在怀疑有低血糖或明显高血糖时要及时检测。

8. 什么是空腹血糖? 测空腹血糖的误区有哪些?

空腹血糖是指隔夜空腹（至少8~10小时未进食任何食物，饮水除外）后，第二天早上9点前采血所测定的葡萄糖浓度，午餐和晚餐前的血糖不在此列，不属于空腹血糖。测量空腹血糖可了解清晨基础状态（即非进餐状态）下的血糖水平，还可以反映基础胰岛素的分泌水平。监测时间建议早晨起来简单梳洗，解决二便，就可以检测了。

空腹血糖要求空腹 8 小时以上，所以很多人前一天晚上早早吃完了饭，等着第二天检查。但是空腹时间过长，测的血糖也不准确。研究显示，若测量时间超过早上 10 点，属于超空腹状态。对于糖友来说，空腹时间超过 14 小时，一方面容易出现低血糖，尤其对使用长效胰岛素或口服长效降糖药物的糖友不安全；另一方面空腹时间过长，肝脏糖原分解产生葡萄糖会导致不同程度的血糖升高，这样并不能准确反映日常的血糖状态。所以，如果去医院进行空腹血糖测定，最好于清晨 8~9 点间完成。

有些糖友不仅血糖高，血压也高。医生说测空腹血糖什么都不能吃，索性该吃的药也不吃了，水也不喝了。这是错误的做法。测量空腹血糖前，如果口渴是可以少量喝水的，降压药、降糖药也应该按时服用。但是食物是不能吃的。

9. 什么是餐后 2 小时血糖？什么时候开始计时测餐后血糖？

餐后 2 小时血糖为从进食第一口食物开始计算时

间，第120分钟（2小时）采血检测的血糖。测餐后血糖可以反映糖友进食情况以及降糖药用量是否合适，这是测空腹血糖所不能代替的。餐后血糖还可以反映胰岛β细胞的储备功能（即进食后，食物刺激胰岛β细胞追加分泌胰岛素的能力，区别于没有进食情况下的基础胰岛素分泌能力）。若胰岛β细胞储备良好，则餐后2小时血糖应降到7.8 mmol/L以下。餐后血糖有助于2型糖尿病的早期诊断，这是因为许多糖友早期空腹血糖正常，而首先表现为餐后血糖升高。餐后高血糖还是导致糖尿病慢性并发症的重要因素，餐后2小时血糖大于11.1 mmol/L时，容易发生糖尿病性眼、肾、神经等慢性并发症。

餐后2小时血糖也是糖友重点关注的一项指标，每次吃饭时看看时间，定个闹钟，提醒自己2小时后测血糖。可是有的人一顿饭吃1小时，有的人15分钟就搞定了，这中间产生的差异就会让餐后血糖不准确。所以，餐后血糖是从吃第一口饭开始计时，到2小时进行测量，糖友们可不要弄错了。

10. 每天测几次血糖合适？

血糖监测次数因人而异，根据糖友的情况不同而不同。如果血糖控制非常不好，血糖变化情况复杂，应每天监测血糖4~7次，或根据治疗需要监测血糖，直到血糖趋于平稳;如果在使用口服降糖药且血糖控制平稳,可每周监测2~4次空腹或餐后血糖,或在就诊前1周内连续监测血糖,每天分别检测三餐前后和睡前,共7次;如果在使用胰岛素治疗,可根据胰岛素治疗方案进行相应的血糖监测。

自我血糖监测还可以实施个体化测量,如想了解特殊饮食、饮食量、运动量等对血糖的影响,或出现低血糖症状、怀疑低血糖时,都可以随时进行血糖监测。

11. 如何记录监测血糖的信息?

监测血糖不是例行公事,重要的是要了解自己的糖代谢状态,便于血糖管理,因此需要及时记录以下信息:

① 血糖测定的结果;

② 血糖测定的日期、时间,最好精确到几时几分;

③ 血糖测定与进餐的关系,是餐前还是餐后;

④ 血糖测定前是否口服降糖药或注射胰岛素,这些治疗的时间、种类、剂量分别是什么;

⑤ 可能影响血糖的因素,如食物种类、数量、运动、心情、疾病等;

⑥ 当出现低血糖时,应详细记录低血糖的症状,

出现的时间,与药物、进食或运动的关系等。

发现问题才能解决问题,养成良好的记录习惯更加有利于自我管理。

12. 两个血糖仪监测的结果为什么不一样?

血糖仪属于小型仪器,测量仪器容许有差别,按照国家规定,误差值可以在15%左右。

监测血糖主要是看一段时间内血糖变化的趋势,所以只要是固定在同一台血糖仪上监测的血糖,还是有价值的。

在家监测血糖使用的是小型血糖仪,取手指末梢毛细血管里的血液;在医院测血糖是抽静脉血,采血部位不一样,数值也会有差别。

血糖每时每刻都在变化,采血、抽血的时间不一样,也会带来差别。一个很常见的原因是,一般在家测空腹血糖的时间,大多是早上起来梳洗以后。而去医院测血糖,因为路上和排队挂号要花时间,往往抽血都在8点、9点以后了,也是空腹血糖偏高的时候。

了解2型糖尿病，为糖友解密

为什么打针吃药血糖仍失控？胰岛素明明充足，细胞却像"生锈门锁"拒绝响应——这就是"胰岛素抵抗"的陷阱！想让血糖听从自己的身体控制，需要了解血糖的来龙去脉，打有准备之仗。

13. 糖尿病的诊断标准有哪些？

① 空腹血糖（fasting plasma glucose，FPG）（医院采血通常查静脉血浆血糖）正常值为3.9～6.1 mmol/L，两次空服血糖>7.0 mmol/L，即可诊断为糖尿病。

② 餐后2小时血糖正常值<7.8 mmol/L，两次餐后2小时血糖>11.1 mmol/L，可诊断为糖尿病。

③ 糖化血红蛋白（glycosylated hemoglobin，type A1c，HbA1c）正常值为4%～6%，HbA1c≥6.5%，即可诊断为糖尿病。

④ 口服葡萄糖耐量试验（oral glucose tolerance test，OGTT）。当患者空腹血糖高于正常范围而又未达

到糖尿病诊断标准时须进行 OGTT，即空腹血糖调节受损患者须检查 OGTT。具体方法为：在不限制饮食和正常体能活动 3 天之后进行，试验前应避免饮酒、使用药物等，以免影响碳水化合物的代谢，试验前至少禁食 10 小时。受试者在采集空腹血标本后，将 75 g 无水葡萄糖溶于 250～300 mL 温水中，在 5 分钟内服完，分别在服糖后 30 分钟、1 小时、2 小时测静脉血浆葡萄糖。正常 OGTT 各时限血糖的上限值——空腹为 6.0 mmol/L，30 分钟为 11.1 mmol/L，1 小时为 10.3 mmol/L，2 小时为 7.7 mmol/L。

若 OGTT 2 小时血浆葡萄糖小于 7.7 mmol/L 为正常，7.8～11.1 mmol/L 为糖耐量减低，大于或等于 11.1 mmol/L 则考虑为糖尿病。

14. 胰岛是什么"岛"？什么是胰岛素抵抗？有哪些表现？

1869 年，德国病理学家保罗·朗格尔汉斯在显微镜下观察胰腺的结构时，发现其中分布着一团团大小不等的细胞群，如同大海上漂浮的岛屿，后来被称为"胰岛"。人体胰腺中有 100 万～200 万个胰岛，但其总体积仅占整个胰腺的 1%～2%，重量仅 1～2 g。每个胰岛都是独立、精巧的微器官，由形态、功能各异的内分泌细胞构成，胰岛中主要包括 α 细胞和 β 细胞,数量分别占胰岛细胞的24%~40%、60%~80%。α细胞分泌胰高血糖素,能升高血糖;β细胞分泌胰岛素,能降低血糖。在调节血糖方面,两者有拮抗作用,就像汽车的油门和刹车一样,作用相反又互相配合,共同维持血糖的稳定。

胰岛素是目前已知的人体内唯一能降血糖的激素,它的本领就是能够快速地将血液中的糖"塞到"各类细胞内,这样血糖就快速下降了。糖进入细胞内,一部分变成能量供我们使用;一部分进入肝脏和肌肉,合成糖原,在我们长时间不吃东西时,肝糖原分解,维持血糖不至于过低;还有多余的糖在肝脏被转化成脂肪储存起来。这些过程都需要胰岛素来帮忙。

如果胰岛结构完整,功能正常,微量的胰岛素就能通过上述三个渠道降低血糖。可是如果长期让胰岛超负荷运转,吃进去的碳水化合物量超过身体需要的量,多余的葡萄糖就会转变成脂肪储存在细胞内,慢慢地影响细胞功能,当细胞内的脂肪过多时,身体就会作出"决定",逐渐关闭细胞膜上的通道,这个时候胰岛素就不那么好用了。葡萄糖不容易进入细胞,血糖就会越来越高,但细胞内却缺乏葡萄糖,没有葡萄糖氧化分解释放能量,人体会感觉到疲惫、困倦。为了解决体内能量缺乏的问题,同时也为了让血糖下降,胰岛β细胞就会分泌更多的胰岛素。这样就出现了恶性循环,血糖高的同时胰岛素也高,这就叫作胰岛素抵抗。

腹型肥胖，腹大、腰圆、四肢尤其是两条腿特别细，和上半身不成比例；腰越来越粗，男生腰围超过 90 cm，女生腰围超过 85 cm，特别喜欢吃甜点和精致碳水食物，喜欢吃夜宵，不吃就不舒服；长期大量进食碳水化合物，身体内脂肪过多甚至有脂肪肝。以上这些情况都表明你现在可能正处在胰岛素抵抗状态。

15. 糖尿病的高危因素有哪些？

① 遗传因素：家族中有糖尿病患者的人更容易患糖尿病。

② 肥胖：肥胖是糖尿病的重要危险因素，尤其是腹型肥胖。

③ 不良的生活习惯：不良的生活习惯包括饮食不健康、缺乏运动、吸烟、饮酒等。

④ 年龄：随着年龄的增长，糖尿病的发病率也逐渐升高。

⑤ 其他因素：如性别、种族、精神压力等也可能与糖尿病的发生有关。

16. 糖尿病靠近时,身体会发出哪些信号?

当身体出现以下症状时,需要及时就医。

① 体重骤降。无特殊原因短时间内体重降低 4 kg 及以上,需要高度重视起来。

② 视线模糊不清。高血糖会导致眼球周围的水分流失,导致视物模糊或难以聚焦。

③ 食欲增强。经常感到饥饿,吃得很多,而体重反而没有增加甚至下降时就要小心了。

④ 伤口难以愈合。高血糖会干扰和延缓伤口愈合过程,同时高血糖会损伤血管功能,导致血液循环不良,使伤口缺乏足够的氧气和营养物质,影响伤口修复。

⑤ 疲劳感增加。如果胰岛素不能充分发挥作用或者胰岛素分泌不足,身体就不能完全利用葡萄糖,机体的各种组织缺乏能量,会比平常更容易感到疲劳。

⑥ 尿频。糖尿病患者常常会感到尿频,即频繁地排尿,尤其是夜间。这是因为高血糖导致肾脏排尿过多,以排出体内过量的葡萄糖。

⑦ 口渴和多饮。糖尿病患者由于尿频和排尿过多,会出现口渴和多饮的症状。

17. 为什么仅靠吃药、打针控制不住血糖?

要想控制住血糖,达成糖尿病缓解状态,关键是要解决糖尿病的根源问题,也就是胰岛素抵抗。

很多糖友打针、吃药以后发现,用针及用药量越来越大,血糖问题并没有得到解决。为啥吃药、打针控不住血糖呢?我们需要了解药物和胰岛素针剂是怎么降糖的。针剂和药物主要有三大作用:第一是促进自身胰岛素分泌;第二是减少糖类物质的吸收,加速糖排出体外;第三是额外补充胰岛素。

先说说第一类药物——胰岛素促泌剂,比如格列齐特、瑞格列奈、西格列汀,它们通过不同方式刺激胰岛分泌更多的胰岛素。不少糖友长期错误的高碳水饮食,导致胰岛超负荷工作、功能降低,此时刺激胰岛加强分泌相当于鞭打病牛,加重胰岛损伤。长此以往,药越用越多,效果却越来越差。

第二类药物中有些能够减少食物中碳水化合物的吸收,比如阿卡波糖,这些影响糖吸收的药物针对胃肠道起作用,同时也会影响其他营养物质的吸收,出现胃肠不适、胀气甚至腹泻等副作用。有些药物会加速糖分排出体外,比如达格列净,将血液里的葡萄糖通过尿液排出,这类药物问题是增加了尿路感染的风险。葡萄糖不仅是人体的营养物质,也是细菌的养分，含糖高的尿液更容易滋生细菌。葡萄糖从尿液排出还会使小便增多，身体失去更多水分，容易发生酮症酸中毒。

第三类药物——胰岛素。注射胰岛素是最有迷惑性的一种治疗方式。表面上看，缺啥补啥好像很合理，自己的胰岛素分泌不够，通过打针来补足。然而在身体出现胰岛素抵抗时，不是胰岛素不够用，而是细胞对胰岛素的敏感性下降，胰岛素的降糖效果变差了，需要的胰岛素量越来越大。额外补充胰岛素不仅不能解决根本问题，高胰岛素血症还会带来脂肪囤积，增加心脑血管意外风险等一系列其他麻烦。体外注射时，胰岛素剂量是固定的，没有办法像体内分泌的胰岛素一样灵活调节，剂量多一点或少一点都容易造成血糖波动。血糖波动过大是导致并发症提前到来的因素之一。

这三种方式都没有从源头上解决胰岛素抵抗的问题，所以打针、吃药可能短时间内有效，但无法真正解决血糖高问题。

18. 空腹血糖正常是否就能高枕无忧？

答案是不一定。空腹血糖正常，还要看餐后血糖的浓度。如果空腹血糖和餐后血糖都正常，才能说明暂时没有糖尿病。有些朋友空腹血糖虽然正常，餐后血糖却远高于 7.8 mmol/L 正常值，如果餐后血糖超过 11.1 mmol/L，这时就很有可能患上糖尿病了。而这种情况还比较常见，大约 60% 的人血糖首先出现异常的是餐后血糖。

现在很多常规体检只有空腹血糖检查，没有餐后血糖检查，导致很多人已经出现血糖问题却不自知，这要引起足够重视。哪怕空腹血糖正常，定期监测餐后血糖也很重要，特别是年龄超过 40 岁的人群及糖尿病高危人群要定期检查餐后血糖，早发现，早干预。

不少糖友每年都会体检，空腹血糖正常，偶然查了一次随机血糖或餐后血糖，吓了一跳，竟然比正常值高！这是怎么回事？其实大多数人患病初期，都是先出现餐后血糖升高。人体进食后血糖会逐渐上升，胰岛素处理餐后血糖高峰的能力下降了，所以餐后血糖先升高。但是对于空腹血糖的调节还能应对，所以此时空腹血糖是正常的。举一个简单的例子：把一个单位的工作能力比作胰岛素降糖的能力，当工作人员数量充足时，无论血糖升高到多少，都能把血糖降到正常；当工作人员人数减少，能力不足时，对于空腹血糖（工作量相对小）的调整还能应对，但是调整餐后血糖（工作量比较大）的任务就很难完成，所以餐后血糖就降不下来了。

19. 空腹血糖为什么降不下来？

空腹血糖居高不下和身体的血糖调节紊乱有关。

引起血糖调节紊乱的原因比较多，如睡眠不好、情绪紧张、焦虑、压力大、三餐不规律、熬夜等都有影响。胰岛调节能力、肝脏对各种激素灭活和激活的能力、神经传导是否畅通也与空腹血糖调节有关。

这么多因素影响空腹血糖，只要有一个因素出现问题，空腹血糖就会居高不下。想要让空腹血糖降下来，首先要吃对饭，减少胰岛分泌胰岛素的压力；然后要生活规律，调节心情，缓解压力，同时精准补充营养。从这些方面去努力，给身体足够的时间自我修复，让各个器官相互协调，全身有序运行，空腹血糖才能平稳下降。

20. 空腹血糖为什么比前一天晚餐后血糖还高？

部分糖友起床后，测空腹血糖比前一天晚上餐后血糖还高，觉得很奇怪。经过一夜的睡眠和消耗，又没吃任何东西，为什么血糖不低反而高起来了呢？

出现这种情况有两种可能。第一种是降糖药物的影响，药物使夜间血糖下降，身体为了维持正常运转，避免低血糖的危险，反应性地升高血糖，引起第二天早上空腹血糖升高，这叫作"苏木杰"现象。

有的糖友没有用药，空腹血糖也高，这可能是第二种情况——"黎明"现象。健康人在后半夜，晚饭吃的食物消耗得差不多了,血糖会逐渐下降,这时身体会分泌一些升糖激素,比如胰高血糖素、肾上腺素、去甲肾上腺素、皮质醇素、甲状腺素等,使血糖缓慢平稳上升,不至于出现血糖过低;当血糖升高后又会分泌胰岛素降糖,一升一降,双向调节,保证血糖在正常范围内,而且波动很小,维持各个器官正常运转。当血糖调节出现问题时,这些激素的分泌和灭活失去平衡,就可能出现"黎明"现象。

同样是空腹血糖升高,原因不一样,解决的方法就不一样,需要区别对待。

21. 早餐后血糖低于空腹血糖的原因有哪些?

人在进食后血糖会升高,但也有人早餐后血糖低于空腹血糖,这是什么原因呢?

早餐后血糖低于空腹血糖有以下两种情况。

第一种情况,空腹血糖调节问题严重时,胰岛 α 细胞功能亢进。当空腹血糖降低,α 细胞大量分泌胰高血糖素升血糖,空腹血糖明显升高。相比之下,胰岛 β 细胞功能大致正常,早餐后 β 细胞分泌胰岛素降血糖,餐后血糖下降,就会出现空腹血糖高而餐后血糖低的情况。

第二种情况,空腹血糖不高,餐后血糖更低,说明这一餐吃对了,营养搭配很好,分量也合适,身体能够及时处理掉这一餐的碳水化合物,就会出现餐后血糖低于空腹血糖。

22. 餐后血糖为什么控制不好?

餐后血糖受到身体血糖调节能力的影响,但更重要的是一日三餐的摄入。如果餐后血糖始终偏高,这时首先要检查饭吃对了吗?吃进去的食物,尤其是碳水化合物有多少?是现在的胰岛功能可以处理的吗?想要控制餐后血糖,最重要的是坚持吃对饭。

23. 为什么忍饥挨饿血糖还是高?

饥饿状态下,身体会分泌胰高血糖素、肾上腺素、皮质醇等激素,这些激素都会促进糖原分解和糖异生,产生更多的内源性葡萄糖,进一步升高血糖。糖友因胰岛素功能异常,无法有效对抗这些升糖激素的作用。本来希望通过少吃、挨饿减少血糖,结果适得其反。所以,不能想当然哦。

24. 天气转凉对血糖有什么影响?

气温下降,血糖会受到影响。大多数人的主观感受可能不明显。随着体内激素的微小变化,天气凉爽，糖友的胃口会比热天好很多，人体内促进产热的激素如甲状腺激素、肾上腺素等会分泌增加，交感神经兴奋性提高，而这些变化也能促进糖原的分解、脂肪的转化，进而引起血糖的升高。当然，如果血糖变化幅度很小，也不需要太担心；如果血糖变化明显，或出现主观感受的变化，应及时咨询医生适当调整治疗方案，加强自我管理。

25. 糖友血糖升高，为什么又会出现低血糖？

不正确的饮食、运动和药物治疗都可以使血糖过度降低。严重低血糖可威胁生命，所以糖友不仅要防止血糖过高，更要重视低血糖。低血糖产生的常见原因有以下几点。

① 糖类食物摄入不足。有些糖友为了控制血糖，长期忍饥挨饿，导致糖摄入不足；伴有消化系统疾病，导致营养吸收不良；患急性胃肠炎致大量腹泻时，可导致营养流失，血糖降低；还可以见于慢性消耗性疾病，如肿瘤患者长期营养不良，均可能引起低血糖。

② 胰岛素分泌过多。如胰岛素瘤、胰岛细胞弥漫性增生、癌性低血糖等。

③ 药物性低血糖。药物使用不当，比如过量使用胰岛素、磺脲类（促胰岛素分泌药）等降糖药物，引起低血糖。低血糖是接受药物治疗的糖友中一种常

见的不良事件。

④ 空腹大量饮酒也会导致低血糖。

⑤ 运动量过大也会导致低血糖。

26. 低血糖的标准数值是多少？低血糖的危害有哪些？

普通人血糖 <2.8 mmol/L 时，即为低血糖。对于糖友而言，血糖低于 3.9 mmol/L，就会判定为低血糖。一旦出现低血糖，轻者影响注意力，发生头晕、头痛；重者会导致不可逆的神经损伤，损害脑细胞，使智力受损，损害心脑血管系统，诱发心律失常、中风等，会有生命危险。糖友务必重视！

人的大脑的能量供应需要葡萄糖，而低血糖的时候，脑组织储存葡萄糖含量低，必然导致大脑功能障碍，严重的时候可致昏迷。

血糖过低的时候，人体的一些激素会反弹性地升高血糖，就像弹簧，血糖压得越低反弹得就越高，结果就是血糖反射性升高。血糖波动大会对血管造成损害。

严重的低血糖可以诱发心血管疾病，比如心律失常，还可能出现心肌梗死，也可能因脑缺血导致脑卒中。

长期持续性低血糖，还会造成神经系统问题，如语言表达混乱，词不达意，行为怪异。如果持续的低血糖超过了6小时，就可能失去意识，神志不清楚，这就相当危险了。

27. 发生了低血糖怎么办？

低血糖随时都有可能发生，一旦发生，如果不能及时处理，其后果将不堪设想。一旦出现心慌、手抖、出冷汗等情况，应该考虑可能是低血糖，有条件的糖友赶快给自己测指尖血糖，用来判断是低血糖还是低血糖样反应（糖瘾）。

如果确定是低血糖，建议及时进食。首选脂肪类食物，如坚果类食物；次选蛋白类食物，如鸡蛋、牛奶。特别提醒：不建议选择精致碳水化合物来补充。

如果确定是低血糖样反应，可以做点别的事来转移注意力，也可喝点水，能不吃尽量不吃。实在不能忍受，也可以参照低血糖的情况选择进食。

一旦出现严重的低血糖表现，如心律失常，有行为怪异等精神症状，甚至昏迷，需要及时去医院进行治疗。

28. 为什么血糖明明超高，却出现了心慌、出冷汗等低血糖的表现？

简单来说：你的身体被高血糖"惯坏了"！

长期高血糖后,身体逐渐"适应"了。当你的血糖长期很高(比如 15 mmol/L 以上),突然降到接近正常范围(比如 8 mmol/L),虽然数值不低,但身体会误以为"血糖太低了",身体会误判为危险,触发低血糖反应,出现心慌、手抖、出冷汗。另外,使用降糖药或胰岛素过量时,可能让血糖骤降,即便没到低血糖标准,身体也会"慌",释放肾上腺素自救,导致心慌、出冷汗。

出现了心慌、出冷汗应该怎么办?

先测血糖!确认是"真"低血糖(<3.9 mmol/L)还是"假警报"。如果是假警报,别急着吃糖!可以吃少量坚果或者蛋白类食物,让血糖平稳回升。

29. 什么是糖尿病缓解?如何达成缓解状态?

糖尿病是生活方式问题导致的疾病,无法治愈,但是可缓解。

糖尿病缓解状态的定义为患者通过特定干预(如减重、生活方式调整等),在未使用降糖药物的情况下,血糖指标长期稳定在正常或接近正常范围。其具体判定标准如下。

血糖达标:糖化血红蛋白(HbA1c)< 6.5%(至少维持 3 个月);空腹血糖 <7.0 mmol/L(持续未用药状态)。同时脱离药物依赖:停用所有降糖药物

（包括胰岛素）至少3个月，且无急性代谢紊乱（如酮症酸中毒）。

缓解分级（国际糖尿病联盟共识）有完全缓解：HbA1c＜5.7%，空腹血糖＜5.6 mmol/L（达到非糖尿病人群标准）；部分缓解：HbA1c 5.7%~6.4%，空腹血糖5.6~6.9 mmol/L（仍属糖尿病前期）；长期缓解：完全或部分缓解状态持续≥5年。

如何达成缓解状态？遵循"糖友友黄金饮食法则"：科学低碳＋精准营养；自我管理，稳定情绪；合理运动，保证充足睡眠，轻松控糖，达成缓解状态。糖尿病缓解是"代谢重启"的阶段性成果，但须终身保持健康习惯，防止病情反扑。

糖尿病并发症已经悄悄来到了您的身边

你以为血糖高只是数字游戏？它正化身"沉默爆破手"，从头到脚，从内到外——全身细胞正在遭遇"甜蜜"的无声攻击！所以糖尿病被称为"慢病之王"。糖尿病并发症早期静悄悄的，如温水煮青蛙，一旦爆发将严重影响糖友的生活质量。50%失明的人、60%截肢的人、30%透析的人，竟然都是糖友。而早期可能就是视物模糊、脚趾麻木、小便有泡沫……

30. 为什么糖友很容易疲劳又难恢复？

糖友疲劳难恢复，本质是"细胞挨饿"+"身体生锈"！胰岛素失灵，血糖不能进入细胞，细胞"吃不到糖"，就像油箱有油但发动机无法利用，全身细胞缺能量，表现出来就是很容易疲劳！

血糖波动大，忽高忽低（如餐后飙升、夜间骤降），身体像电量不足的手机，频繁充放电，耗到虚脱。加上高血糖引发全身慢性炎症，好比机器生锈，肌肉关节酸软无力,恢复慢。除此之外还有并发症的拖累,比如心脏供氧不足,长期控糖压力,睡眠差(夜尿多、神经痛),导致精神体力双透支。疲劳是身体求救信号,别硬扛,需要及时控制血糖!

31. 小便有泡沫、眼睛模糊是怎么回事？该怎么办？

糖尿病的并发症有三大类,微血管并发症、大血管并发症和神经病变。如果小便中出现泡沫和眼睛模糊,要警惕微血管并发症。

小便中泡沫比较多,要注意可能出现尿糖增高或出现尿蛋白,有些糖友在服用列净类药物时会出现尿糖增高,这时小便泡沫大,消失较快。健康人尿液中没有蛋白质,但糖友的肾脏微血管的滤过膜损伤,吃进去的蛋白质从肾脏漏掉了。微量尿蛋白超过 30 mg 就是糖尿病肾病的开始。继续加重还会出现大量蛋白尿,最终可以发展为肾衰竭。

眼睛看东西模糊,甚至变形常见于血糖高导致的视网膜微血管病变,简称"糖网"。放任其发展,最终的结果就是失明。糖友应该注意定期体检,早预防。

32. 出现视力下降、飞蚊症甚至眼底出血怎么办？

当糖友出现视力下降、飞蚊症甚至眼底出血，这都说明已经有了糖尿病眼病。糖尿病眼病就是糖尿病引起的眼部并发症，可累及眼部的各个结构，造成波动性屈光不正视力下降、白内障、青光眼、葡萄膜炎、眼部神经病变和糖网。

糖尿病是全身代谢性疾病，糖尿病眼部病变是糖尿病最严重的并发症之一，对眼睛的危害很大，如果不及时干预，将会导致失明。糖尿病眼病引起双目失明的人数要比其他原因引起的失明高25倍。糖尿病眼病与糖尿病的病程有密切关系。数据统计显示，患糖尿病8年后出现眼部病变的糖友接近50%。糖网是糖尿病眼部微血管病变中最严重的表现，是成年盲人的主要致盲原因之一。随着糖友患病时间增加，糖网发病率在视网膜血管病中已居首位。慢性进行性糖尿病导致视网膜微血管渗漏和阻塞，引起一系列的眼底病变，如微血管瘤、硬性渗出、棉絮斑、新生血管、玻璃体增殖、黄斑水肿甚至视网膜脱离，因此糖网的最终结果就是失明。糖网是可防、可控、可避免的疾病，早期的预防和发现极为重要。

出现了糖尿病眼病症状怎么办？首先，要控制血糖。血糖波动或持续增高是发生眼部病变的元凶。控制血糖要坚持科学低碳、全面均衡的饮食习惯和生活方式。不仅是血糖，血压和血脂水平也可以得到控制。这样就可以延缓糖网的进展，减少视觉损伤发生的风险。

其次，需要精准营养。膳食中应该摄入有益眼部健康的营养素，比如对维持视网膜正常功能至关重要的 ω-3 多不饱和脂肪酸。研究表明，补充 ω-3 多不饱和脂肪酸可降低糖网的发生风险。与普通 ω-3 相比，磷脂型 ω-3 等可以主动越过血脑屏障和血眼屏障，使营养更高效地到达视网膜细胞，对于预防和控制糖尿病性视网膜病变有显著作用。

再次，早防早治，定期到眼科检查。一旦确诊糖尿病就及时到眼科专科进行眼底镜、B 超、光学相干断层扫描、荧光造影等全面检查，之后每年复查 1 次；有视网膜病变者，应每 3 个月复查 1 次或随时根据医生建议来复诊。对病程较长的糖尿病患者，不论有无视力减退，都应检查眼底，这是早期发现该病的最好方法。

确诊为糖尿病性视网膜病变的人群都应该进行积极治疗及营养支持。当患者还没有出现视力障碍或视力轻度下降时，积极使用改善血液循环的营养支持治疗，同时补充叶酸、叶黄素，帮助眼部细胞减少新的伤害。当眼底出现棉絮状斑或已有新生血管时，一定要配合医生治疗,为自己赢得时间,同时积极补充精准营养,加速修复已经受到伤害的细胞,使病情得到有效控制,并防止其他并发症发生,降低糖尿病性视网膜病变的失明率。

33. 胸闷、心慌、背痛是怎么回事?

出现胸闷、心慌、背部疼痛需要警惕大血管并发症。糖友除高血糖外,还容易同时发生肥胖、高血压和高血脂及动脉粥样硬化。心血管病变导致血流不畅或心肺缺血时,容易出现胸闷、心慌和背部疼痛。糖尿病是冠心病的等危症。由于糖友同时容易伴有末梢神经的损伤,还要特别警惕隐匿性心绞痛。所以养成定期体检的习惯非常必要。

34. 为什么说糖尿病和冠心病是等危症?

糖尿病和冠心病就像"双子杀手",对人体的危害都很大!

① 血管损伤。长期高血糖,就像把血管泡在糖水里,血管内壁"锈迹斑斑"(多发动脉硬化),容易堵塞。冠心病就是心脏血管堵了,糖友的血管也像用了十年没换的老水管——随时可能爆裂!

② 胰岛素多可能是"帮倒忙"。身体为了降糖,

拼命分泌胰岛素（高胰岛素血症），结果胰岛素太多反而"催肥"血管壁，让血管变厚变窄，心脏累得喘不过气。

③ 风险对等，糖尿病患者约等于心脏病患者。医生为什么说"得糖尿病约等于得冠心病"？因为两者10年内心肌梗死概率相差不大（约20%），而且糖尿病患者心肌梗死后更易猝死（神经病变导致感觉失灵掩盖胸痛，耽误抢救）。

35. 手脚冰凉、麻木、感觉异常是怎么回事？该怎么办？

手脚冰凉、麻木、感觉异常是周围神经病变的典型表现。通常麻木和感觉异常两侧对称，下肢比上肢病情要重。长期高血糖导致血管损伤，出现微循环淤堵，营养和氧气供应不足，周围神经细胞缺乏营养，以致发生病变甚至退化，所以感受到麻木甚至出现感觉异常。四肢末梢血液循环变差又导致手足冰凉。

当糖友出现以上症状时一定要重视。做到早发现、早处理，必要时要借助医疗手段治疗，千万不要因为自己的疏忽酿成大祸。日常自我管理需要及时补充有针对性的精准营养来及早修复损伤，同时要做好饮食调整，控制血糖、血压和血脂。

36. 注意力不容易集中，丢三落四，老忘事，怎么办？

糖友记性变差、注意力涣散，可能是"高血糖伤脑"或"隐形低血糖"作祟，高血糖像"脑雾"，让大脑反应迟钝；频繁低血糖则直接损伤脑细胞。长期高血糖会损害脑部小血管，影响供氧，导致记忆力"断电"。有些糖友夜尿多、神经痛、血糖波动干扰深度睡眠，白天大脑昏沉难专注。约40%的糖友出现不同程度的抑郁。心理压力悄悄耗光注意力的"电量"。怎么办？教你实用小技巧。

① 血糖维稳第一，给大脑补营养第二。

② 小动作激活大脑。手指操：每天5分钟，双手快速对指（拇指依次碰触其他四指），刺激脑神经。避免久坐不动：每坐1小时起身快走3分钟，提升脑血流量。

③ 借助工具帮忙。便利贴提醒：药盒、钥匙固定位置+显眼标签（如"今天测血糖了吗？"）。手机闹钟：设服药、测血糖、喝水提醒，避免遗忘。

④ 改善睡眠质量。睡前2小时禁食：防夜间高血糖或低血糖干扰睡眠。冥想放松：睡前10分钟听白噪声（如雨声），深呼吸缓解焦虑。

若出现以下情况，可能是严重并发症信号，须安排就医。比如突然忘记家人名字、常用物品名称（警惕脑梗或认知障碍）。白天频繁打瞌睡，伴随手脚麻木（须查神经病变或睡眠呼吸暂停）。

37. 糖友为什么越来越瘦？

有的糖友不节食，食量也不小，可是怎么吃体重也不升，反而越来越瘦，这时候需要关注三个方面。

第一，关注血糖水平。如果长期血糖高，血液的渗透压也会升高，糖通过尿液排出时带走很多水分。血糖异常升高时，身体不能很好地利用糖分，为了维持日常生活和正常活动，只好去分解蛋白质和脂肪供应能量。蛋白质尤其是肌肉的损耗，会导致体重变轻、肌肉变薄。

第二，关注热量不足和营养不良。在跟糖尿病斗争的过程中，医生经常告诉患者要管住嘴、迈开腿。很多糖友为了控糖吃得很少，长期忍饥挨饿，优质蛋白质和脂肪摄入不足，每天消耗的比吃进去的多，相当于一直在"欠债"。长此以往造成营养不良，就会越来越瘦。

第三，关注胃肠功能。高血糖特别是长期血糖控制不好的糖友，经常会出现胃肠功能失调，导致不想吃、没胃口，吃下去也不消化、吸收差，补充的营养难以被身体吸收利用，就会导致消瘦。

以上三方面经常同时出现，互相影响，甚至恶性循环。如果糖友想增加体重，不想有气无力，首先要做的是吃对饭、控好糖，还要合理搭配饮食，针对性地调养胃肠，这样才能逐渐长胖。

38. 高血糖对肠道的危害有哪些?

对糖友来说，长期高血糖会导致肠道损伤，这也是糖友常见的并发症。胃肠道损伤不仅仅是胃肠道黏膜的脱落损伤，还有末梢神经的影响，严重的会导致胃动力"瘫痪"。糖友会出现腹胀、恶心、呕吐、体重减轻等症状。有人容易饿，有人没有饥饿感，也有人是肠麻痹，不放屁，大便干结或者无便意，还有人会表现为便溏，大便比较稀，次数多，这些都是胃肠道功能紊乱的重要表现。

长期高碳水饮食使得肠道内处在高渗透压状态。当肠道微环境改变，渗透压升高时，会使肠道菌群失衡，腐生菌繁殖增多，直接损伤肠黏膜，导致肠漏。菌群失衡还容易导致肠道发生慢性低烈度的炎症，加剧肠漏，导致胰岛素抵抗产生。肠道细胞本身同样需要血液滋养，维持健康。血糖长期升高时，高糖导致肠道组织的血管阻塞，不利于营养和氧气的运输，容易造成细胞损伤，影响肠道功能。

作为糖友必须警惕，因为高血糖对胃肠黏膜的损伤显而易见。例如，有的糖友长期使用抗糖药，会引起小肠黏膜损伤；有的糖友长期情绪不良，同时存在饮食不规律的情况，再加上抽烟喝酒，都会引起消化道黏膜损伤。

39. 糖友口臭、口干、胃肠功能紊乱怎么办？

糖友比普通人更容易发生胃肠功能紊乱，并且其发生时临床症状复杂，没有特异性，容易与其他消化系统疾病混淆。常见表现有以下几点。

①胃运动异常，导致胃口不佳、食物摄入减少、餐后容易出现饱胀感。有些人甚至还会恶心、呕吐、厌食，长期如此会导致体重减轻、营养不良等。

②胃黏膜异常，主要表现为胃酸分泌减少、黏膜萎缩，严重时出现溃疡、消化道出血等。

③肠道运动异常，主要表现为无痛性腹泻、吸收不良和脂肪性腹泻。重症也可能出现顽固性便秘，影响患者的正常生活。老年糖友的便秘发生率更高，主要是肠道自主神经病变导致结肠动力障碍而出现便秘，也有腹泻与便秘交替出现的。据统计，75%的糖友会出现胃灼热、恶心、呕吐、腹痛、腹泻、便秘等症状。

出现以上情况该怎么办呢？目前没有药物治愈的方法，但可以通过个体化饮食干预，生活方式的调整来减轻相关症状。

饮食干预包括调整饮食结构和习惯、科学低碳。控制血糖，争取早一点减停控糖药物，如二甲双胍容易导致腹胀、消化不良等症状。饮食要定时、适量，避免刺激性食物。不吃辛辣、油腻、冷硬的食物，避免浓茶、咖啡、烟、酒、奶茶等饮料。对于餐后腹胀明显者，建议低脂饮食，控制食量，少吃会导致消化不良的食物如汤圆、肥肉，以及腐竹、黄豆这些产气食物等。

改善生活方式要做到起居有常，避免过度劳累。生活有规律，按时作息，避免熬夜，保证充足的睡眠。每天坚持适当运动，如散步、慢跑、跳舞、打太极等。保持乐观的好心情，培养兴趣爱好，以舒缓压力。补充充足的优质蛋白质、B族维生素，为胃肠黏膜细胞提供基础营养，及时修复受损的细胞。

40. 糖友为什么更容易出现肠漏症？有哪些危害？

血糖长期居高不下，像"酸液"一样侵蚀肠道黏膜，破坏紧密连接蛋白，肠道屏障变成"筛子"，漏出细菌和毒素。有害菌偏爱高血糖，有益菌减少，菌群失衡后，有害菌分泌的毒素直接损伤肠黏膜。高血糖还会损伤肠道神经，使肠蠕动变慢（便秘），造成肠道垃圾堆积，有害菌更加泛滥，进一步损伤黏膜。

肠漏症的三大危害如下。

① 全身"着火"。漏出的毒素进入血液，引起全身炎症，加重胰岛素抵抗，血糖更难控制，形成恶性循环。

② 自身免疫病。肠道漏出的未消化蛋白（如麸质）可能引发免疫系统"误伤"自身组织，增加甲状腺炎、类风湿疾病风险。

③ 营养吸收障碍。肠道吸收功能受损，维生素B_{12}、铁、锌等关键营养吸收不足，导致疲劳、贫血、伤口难愈合。肠漏不是小问题，它是糖尿病失控的"隐形推手"！

41. 肠道益生菌对治疗糖尿病有帮助吗？

研究发现糖尿病患者体内也存在肠道菌群紊乱现象。益生菌可以通过调节肠道菌相，使有益菌等附着在肠道上皮细胞上。益生菌通过吸收葡萄糖进入菌体内，减少人体吸收，从而降低血糖水平。另外，益生菌可以降低循环中脂多糖的浓度，减少炎症反应，提高胰岛素敏感性，改善胰岛素抵抗，进而达到防治糖尿病的目的。

42. 没有食欲，一吃就饱，这是什么情况？

① 胃轻瘫。长期高血糖损伤支配胃肠的神经，胃像"瘫痪"一样蠕动慢，食物堆积不消化，腹胀如石，自然没有食欲，吃两口就饱。

② 血糖"乱跳"骗大脑。血糖过高时，身体误以为细胞已吃饱，关闭饥饿信号；血糖骤降时，本应触发饥饿感，但因神经病变，信号传递失灵。

③ 药物副作用。GLP-1 类药物（如司美格鲁肽）、二甲双胍：延缓胃排空，强行"压"住食欲。胰岛素：若使用剂量过大引发低血糖，可能扰乱食欲调节。

④ 隐性并发症。抑郁症（糖友患病率为正常人的 2 倍）：情绪低落没食欲。肾功能减退：毒素堆积引发恶心、厌食。

连续 3 天测空腹、餐后血糖，确认是不是高/低血糖作祟。做胃排空试验，若餐后 4 小时仍有食物残留是胃轻瘫标志。如果出现呕吐隔夜食物、体重 1 个月下降超过 5%、便黑如柏油（胃出血可能）应立即就诊。食欲异常不是小事，可能是身体发出的严重预警，早干预可防恶性疾病发生！

43. 皮肤总是出疖子或小便痛反复发作是怎么回事？

由于糖友长期高糖状态影响细胞功能，所以其免疫系统也受到了影响，抵抗力就会变差。外在皮肤尤其是油脂分泌偏多的地方容易被细菌感染，就会表现为经常此起彼伏地出疖肿。

糖友血糖增高，特别是超过了肾脏的滤糖阈值，就可能会出现尿糖增高；或者使用列净类药物增加尿糖排出。糖类物质不仅仅是人体细胞需要，细菌也同样需要，这样就很容易反复泌尿系统感染，造成尿痛、尿频、尿急。要想解决这些问题，首先需要增强身体的免疫功能，补充充足的优质蛋白质和 ω-3 多不饱和脂肪酸为主的脂肪，以及必需脂肪酸和必需氨基酸要充足，同时各种维生素和矿物质也不能少，这就需要注意饮食搭配。

44. 皮肤受伤了，伤口很难愈合怎么办？

据报道，25%~30% 的糖友会出现皮肤并发症，其中以皮肤感染、瘙痒症、湿疹较为常见。相比于一般人群，糖友出现皮肤疾病往往表现更为严重，须引起重视。

皮肤受伤，比如开放性溃疡、割伤、擦伤、抓伤等，是糖友必须非常认真对待的皮肤损伤。高血糖会大大降低身体自愈能力和抵抗感染的能力。在严重的情况下，轻微的抓伤或擦伤，可能就会导致截肢。一旦发现伤口疼痛肿胀，不能迅速愈合，请尽快去看医生。糖尿病不但会增加皮肤感染的风险，也会加快感染发生和扩散的速度，所以皮肤出现损伤不能大意。积极配合医生治疗的同时，要加强自我管理，控糖的同时补充优质蛋白质，促进伤口修复。

45. 与皮肤相关的糖尿病并发症有哪些？

（1）皮肤感染

皮肤感染主要是细菌、真菌或病毒感染。糖友体内的高糖环境，加上身体免疫功能低下，为真菌、细菌或病毒的入侵和繁殖提供了机会，以真菌感染最为常见。真菌感染可引起手癣、脚癣、甲癣、股癣、体癣、口腔及外阴白色念珠菌感染等。常见的手足癣表现为皮肤起斑疹、脱屑、瘙痒；女性感染真菌中的白色念珠菌还会引起阴道炎，出现外阴瘙痒、分泌物增多等表现。细菌感染最常见的是金黄色葡萄球菌，可导致皮肤疖、痈、毛囊炎、汗腺炎等。毛囊炎好发于头面部及臀部。病毒感染以带状疱疹及单纯疱疹最为常见，主要表现为患处水疱样皮疹和疼痛。

处理方法：细菌感染通常需要抗生素治疗，真菌感染则需要靶向抗真菌药物，病毒感染可以使用抗病毒药膏。无论哪种情况，都需要注意皮肤清洁。另外，良好的血糖控制有助于降低皮肤感染机会，在感染状态下有利于控制感染程度。

（2）皮肤瘙痒和湿疹

往往是因为持续高血糖状态影响神经末梢病变引起瘙痒和湿疹，常见于手部、手肘、双下肢、外阴及肛周。特别是秋冬季，晚上进入相对比较暖和的被窝的时候，瘙痒更加难以控制，甚至会抓破皮肤。

处理方法：积极控制血糖，酌情服用抗组胺类抗过敏药物。忌食辛辣等刺激性强的食物，对鱼虾、海鲜过敏者也应忌食。保持皮肤水润，建议洗澡时用中性沐浴露，秋冬季涂抹润肤霜。严重者需要涂抹含有维生素E的油脂软膏。

（3）黄瘤病

黄瘤病主要是由于血脂在皮肤沉积所致，常见于合并脂代谢紊乱的患者。好发于面部、四肢伸侧、躯干，群集或散在分布，出现从米粒到黄豆粒大小的黄色丘疹或斑块。这种黄瘤表面有光泽，质地比周围皮肤略硬，大多不痒。

处理方法：不需要特别处理，积极控制血糖，纠正脂代谢紊乱即可。

(4) 黑棘皮病

黑棘皮病为局部皮肤变黑、增厚，呈疣状增生，好发于颈后、腋窝、腹股沟等皮肤皱褶部位，与肥胖、胰岛素敏感性下降有关。多见于严重超重甚至肥胖的2型糖尿病患者，这种皮肤改变也是预测青少年2型糖尿病发生风险的一项重要指标。

处理方法：减肥是治疗本病的最佳方法，控制饮食，积极锻炼控制体重。必要时遵循医嘱服用降糖药。

(5) 银屑病：又称牛皮癣，是一种慢性、复发性、炎性皮肤疾病。与遗传、免疫、感染、内分泌、神经、精神、药物及环境等多种因素有关。近年来研究发现银屑病伴发其他疾病（包括糖尿病）的比例逐年增加，通过对美国银屑病患者的大量样本统计发现，高达46%的银屑病患者可能发展为2型糖尿病。可以说二者互为因果，需要特别重视。

46. 经常感到关节酸痛，上下楼梯有无力感，走路会有卡顿感，为什么？

长期高血糖会糖化关节软骨（像烤焦的面包），软骨变脆易磨损，上下楼梯时膝盖"嘎吱响"，酸痛无力。糖尿病神经病变让关节的"疼痛警报器"失灵，等感觉到痛时，关节可能已损伤（如夏科氏关节，脚踝肿胀变形但不觉痛）。胰岛素抵抗，久坐不动,肌肉像"融化的冰激凌"逐渐流失(肌少症),双腿发软,走路像拖沙袋。高血糖让血管变窄,肌肉和关节供血不足,运动时乳酸堆积快,酸胀感明显。关节问题越早干预越好!拖到变形再治疗,可能只能手术换关节了!

47. 为什么比糖尿病更可怕的是糖尿病并发症?

血糖高直观感觉上不疼也不痒,有的人血糖超过正常血糖值2倍身体也没有异样的感觉,但是长期血糖高对全身血管的损伤在悄然发生。如果放任不管,十年内有98%的人出现各种并发症。

糖尿病并发症遍布全身,严重降低患者的生活质量。这些并发症早期静悄悄,不易察觉,但一旦达到一定程度就会迅速恶化。并发症全面出现后很难治愈,治愈比例低。肾脏衰竭需要透析的患者,其中30%患有糖尿病;后天性失明的患者,其中50%是糖尿病患者;60%的截肢患者患有糖尿病。所以糖尿病又被称为"慢病之王"。

通过健康管理,糖尿病并发症是可防可控的

或许你曾为糖尿病并发症的可怕而焦虑,但现代医学已带来曙光——糖尿病虽是"慢病之王",却也是"可防可控之症"。糖尿病是生活方式问题。健康管理如同为身体织就防护网,监测血糖是预警雷达,合理饮食是加固屏障,适度运动则能唤醒细胞的敏感度。并发症的可怕在于忽视,而希望恰恰藏在每一天细微的改变里。你迈出的每一步,都在为未来积累健康红利,准备好了吗?

48. 糖友的血糖控制目标是多少?

在避免发生低血糖的情况下,血糖控制目标建议空腹血糖控制在 4.4~7.0 mmol/L 之间,餐后 2 小时血糖控制在 8.0 mmol/L 以内;对于相对年轻,身体状态好的糖友,血糖值应尽可能接近正常(空腹血糖 <6.1 mmol/L,餐后 2 小时血糖 <7.8 mmol/L);但是对于年龄较大,血糖控制不佳的糖友,建议根据实际情况,适当放宽血糖的控制目标,比如餐后 2 小时

血糖可以达到 10 mmol/L 以内,并把减针减药作为目标。

49. 糖化血红蛋白的控制目标是多少?

糖化血红蛋白的控制目标为小于 6.5%。对于年轻糖友可以严格些,控制在 6.3% 以内;对于年龄大且生活能力下降的糖友可以适当放宽,控制在 7.0% 以内就可以。糖化血红蛋白大于 7.0% 时,发生并发症的可能性比较大。控制好糖化血红蛋白,可以显著减少糖尿病微血管损害、大血管事件及周围神经并发症。

50. 糖友在家自我监测的项目有哪些?

① 末梢血糖:根据需要监测空腹、餐后 2 小时、餐前、睡前、随机血糖。

② 血压:血压异常的糖友早晚监测血压。血压正常的糖友定期监测血压。

③ 体重:每周监测一次。

④ 腰围:每个月至少监测一次。

51. 糖友需要去医院定期监测的项目有哪些?

（1）血液检查

糖化血红蛋白：建议每3个月检查一次。

肝肾功能、血脂：建议每6个月检查一次。

胰岛素、C肽：建议每年检查一次。

（2）口腔检查

建议每6～12个月检查一次。

（3）眼底检查

建议每年检查一次。一旦出现糖尿病视网膜病变症状，建议每3～6个月检查一次。

（4）神经病变学检查

踝反射、针刺痛觉、振动觉、压力觉、温度觉检查异常者宜进一步行电生理学检查（如神经传导速度测定）及定量感觉测定。建议每6～12个月检查一次。

（5）尿微量蛋白检测

每6个月检测一次。尿蛋白阳性者，每1～2个月检测一次。

（6）肿瘤标志物检查

建议每1～2年检测一次。

（7）心血管检查

心电图建议每6～12个月检查一次。伴高血压或心电图异常者要做超声心动图检查。心电图有心肌缺血表现或有胸闷、心前区疼痛症状者应做运动试验或冠状动脉CT血管成像，必要时行冠状动脉造影检查。有心律失常者应做动态心电图检查，伴高血压者宜做动态血压监测以了解全天血压波动情况。

（8）周围血管检查

足背动脉搏动减弱或足部皮肤有溃疡者应测定踝肱指数，必要时行下肢血管超声检查及下肢动脉造影。建议患者每6~12个月检查一次。

（9）腹部B超

腹部肝、胆、脾、胰及双肾B超检查，建议每年做一次。必要时行上腹部CT或磁共振成像检查。

至于其他常规检查，比如血常规、甲状腺功能、骨密度检查等，可以根据医生的建议选择检查。

52. 什么是血糖稳定？什么是血糖波动大？

一天之中，最低血糖和最高血糖波动差值在2.2 mmol/L以内，就称为血糖稳定。如果最低血糖和最高血糖波动差值>4.4 mmol/L，说明血糖波动大，容易过早导致糖尿病并发症发生。

53. 血糖波动大的危害有哪些？

血糖波动大是糖友发生心血管事件的独立危险因

素。在糖化血红蛋白水平差不多的条件下，相比持续性高血糖，波动性血糖异常对血管内皮细胞的损伤更为严重，心血管疾病的发生率更高。

血糖波动大能引起氧化应激反应，激发血管内高凝状态和内皮炎症反应，同时加重微循环缺血缺氧，继而出现渗出、出血、新生毛细血管生成等病理改变，加速糖尿病视网膜病变的发生。

血糖波动大更容易造成肾脏血管内皮细胞损伤，导致肾小球系膜细胞胶原合成增加，加速肾小管上皮细胞凋亡，诱发和加重糖尿病肾脏病变。

多项研究发现，同持续性高血糖相比，血糖波动大对神经纤维的危害更大。神经纤维在一段时间低血糖刺激下，对随之而来的高血糖状态更为敏感，并可以加重高血糖对神经纤维的损伤。

糖尿病的管理目标不仅仅是要控制高血糖，还要防范低血糖，减轻血糖波动。只有这样，才能真正改善糖尿病的远期预后，提高患者的生活质量。

54. 预防糖尿病并发症，血糖稳定是关键，如何保持血糖稳定？

在与糖尿病斗争的过程中，预防和延缓糖尿病并发症的发生是重中之重。然而，很多糖友都有这样一个认知误区，认为严格遵照医嘱，按时吃药就可以高枕无忧,殊不知这是错误的观念。打针吃药往往只能做到表面上的"良好控制",血糖本身的上下波动却常常被忽视,导致错失治疗良机,糖尿病并发症提前出现。由此可见,控制血糖稳定对于预防和延缓糖尿病并发症是至关重要的。

如何才能更好地保持血糖水平的稳定呢?日常生活中造成血糖波动大的原因主要有两个:一是不科学的饮食造成的餐后血糖上升;二是药物使用不规范引起的低血糖。针对前者,我们需要科学地饮食,增加适时适量的运动;针对后者,则需要持续地进行血糖监测,以便及时采取必要的调整措施。

平时要养成良好的生活方式,一日三餐及营养补充要均衡,及时治疗受伤的细胞组织。在药物使用方面,要积极配合医生,千万不要自己盲目使用药物或随意改变用药方式和药量。

55. 糖尿病能治好吗?

糖尿病能治好吗?人们从未停止对这个问题的思考。到目前为止,人类彻底战胜过哪些疾病?就像流感一样,我们可以从一场重感冒中完全康复,但这并不意味着以后就不会再患感冒。

糖尿病也是一样,它是一种生活方式病,当遵循科学健康的生活方式,就可以摆脱它,达到糖尿病缓解状态。也可以告别它，通过终身自我管理，持续达到糖尿病缓解状态。但是一旦放任自己，糖尿病又会卷土重来。

第二篇

餐桌"革命":科学低碳,吃饱吃好糖更好

"糖友友黄金饮食法则",杂豆饭制作,一日三餐的营养均衡、有滋有味,这些才是控糖真正的有力武器!

和食物合作，科学低碳，均衡营养

曾几何时，我们与血糖的"战争"像一场无休止的灭火行动——药物降血糖、节食控血糖、运动耗血糖。与其和高血糖斗智斗勇，不如用食物重构健康生态。与食物合作吃对三餐，低碳水化合物、高膳食纤维让我们餐后血糖不升，减少新伤害；充足的优质蛋白和好的必需脂肪酸提供原材料来修复身体损伤。

56. 民以食为天，为什么一日三餐对健康很重要？

对糖友而言，一日三餐不仅是"营养来源"，更是"代谢调节器"和"并发症防火墙"，当然很重要！

既要满足营养需求，又要精准调控代谢。每一口食物都是对胰岛功能的"减负"或"加压"，对血管、神经的"修复"或"破坏"。科学饮食不是苦行，而是用智慧来选择，让身体重回代谢平衡的轨道。

57. 为什么糖友总觉得没吃饱？怎么办？

有些糖友明明吃得不少，却总觉得没吃饱，两餐之间还很容易肚子饿，这是怎么回事呢？当血糖波动比较大，特别是出现血糖偏低的时候，很容易有饥饿感。有时候也可能是产生了糖瘾。

当感到饥饿时，首先要鉴别一下是不是真的饥饿了，最简单的方法就是测血糖。如果血糖偏低，在 4.5 mmol/L 以下，那确实是饿了，可以吃点脂肪或蛋白质类的食物减轻饥饿感。这时还需要检查一下，上一餐的营养搭配合理吗？分量充足吗？吃得不对、吃得不够就会导致肚子提前饿。

如果饥饿时检查血糖发现一点也不低，甚至偏高，说明一直以来的高糖状态让你出现了糖瘾，你已经习惯了血糖总是处于高水平，稍低一点（比起正常人还是偏高的）你就不舒服了。这种情况下建议喝点水，看看能否缓解饥饿感。也可以分散注意力，找点有趣的事做一做。如果还是没有减少饥饿感的话，可以吃点东西，首选脂肪类的食物，比如坚果，其次可以选择蛋白质类的食物，比如鸡蛋。千万不要随意吃一些水果、糖块、点心之类的碳水化合物来充饥，否则只会加重糖调节的紊乱，甚至使之前控糖的努力付诸东流。

58. 想要控好血糖，先要吃对饭，为什么？

食物中主要有三种产能营养素：糖类（碳水化合物）、脂肪和蛋白质。进食后，食物在肠道中被消化吸收，进入血液的葡萄糖就是我们所说的血糖，食物是我们餐后血糖的主要来源。除此之外，我们的身体内还有很多激素可以调节糖类代谢，促进糖原水解为葡萄糖，促进脂肪和蛋白质转化为葡萄糖，这类葡萄糖进入血液，就是我们空腹血糖的主要来源。身体如何利用糖呢？葡萄糖主要有三条去路：一是进入细胞分解释放能量，供我们各项生命活动所需，所以糖类是身体主要的能源物质。二是被合成糖原，储存起来备用。三是被合成脂肪和胆固醇，在细胞内囤积起来。

对糖友来说，与其想办法降糖，不如让饮食中的碳水化合物匹配你现在受伤的胰岛，让血糖不升，控糖更轻松。想做到这一点，必须了解食物中哪些是碳水化合物，什么样的碳水化合物更适合自己，每天能吃多少。不断实践，结合监测血糖数据作出调整，2小时你就能看到自己血糖的变化。所以，想要控糖首先要吃对饭。

59. 少吃多餐对控制血糖有利吗?

有的糖友希望通过少食多餐帮助自己控糖,减少每顿摄入量,减轻胰岛负担,使血糖不至于一下子升得太高;另外在血糖偏低的时候加餐,可以避免低血糖反应。加餐不加量,在总量控制的情况下每日进餐5~6次,刚开始的时候监测血糖发现很不错,血糖也在逐渐下降,可是一段时间以后发现效果逐渐变差。为什么会这样呢?在食物的分量上这么安排,貌似不错。可是我们只要吃食物,胰岛就工作。本来胰岛一天的主要任务是三次,现在变成五六次,工作频率加大,受伤的胰岛没有时间休养。时间久了,雪上加霜,胰岛会受损更严重。

为了避免胰岛再次受损,建议糖友采取"8+16"的饮食节律。也就是一天24小时内,只在其中的8小时内吃碳水化合物,另外16小时不吃碳水化合物。这样就可以为胰岛赢得休养生息的时间。具体做法就是早餐尽量避免碳水化合物类食物,把它们放在中午和晚上吃。大家午餐一般在12点左右,晚餐通常不会超过19点,从午餐到晚餐不会超过8小时,晚餐后到第二天午餐前这16个小时,让胰岛充分休息,进行自我修复。

认真吃好一日三餐,才能为促进胰岛修复打好基础。

60. 什么是"8+16轻断食法"？对糖友有什么好处？

"8+16轻断食法"又称为间歇性断食法，指的是将24小时分割为"8+16"小时，达到间歇进食的效果。一整天需要摄取的热量（吃的饭菜）都要在这8小时内摄入，16小时则是禁食期，在这期间除了水，最好不要摄入任何热量。特别提醒各位糖友，不要贸然尝试"8+16轻断食法"！可以先遵循"8+16"的饮食节律，把碳水化合物这一类食物控制在8小时以内摄入，当血糖稳定，达成缓解状态后，再来尝试"8+16轻断食法"。

2008年，美国索尔克生物研究所的生物学家潘达（Panda）教授领导的研究团队首次发现，对于健康而言，不仅吃什么很重要，什么时间吃同样重要。此后，间歇性禁食策略应运而生。这种饮食干预手段已被证明可以实现长期减肥的效果，并延长了许多物种的寿命，包括在啮齿类动物、灵长类动物以及人类的衰老过程中引起广泛的健康改善。因此，间歇性禁食策略近年来一直都很流行。最近还有研究发现，间歇性禁食策略有助于重塑个体肠道菌群，甚至可以改善记忆，提高认知能力。间歇性禁食策略中最为常见的形式是限时进食，即把一天的热量摄入时间窗限制在

12小时以内。

2021年，在内分泌学会相关杂志上，由Panda教授带领的团队又带来了间歇性禁食的最新观点：除了帮助人们更好地控制体重及糖尿病和心脏病等疾病外，间歇性禁食还有助于改善整体睡眠质量。在这项新研究中，研究人员介绍了昼夜节律、昼夜节律紊乱和限时进食的概念，回顾了有关限时进食潜在机制的研究以及最近的人类研究，并提出了一些未来将限时饮食转化为预防和管理代谢疾病手段的观点。众所周知，每个人都有自己的昼夜节律（生物钟）。每24小时重复一次的行为和生理的时间组织构成了昼夜节律调节系统。昼夜节律紊乱会直接影响到代谢的时间分子调节，间接促进了营养过剩和久坐行为，并进一步加速代谢性疾病的发展。引起生物钟紊乱的因素比较复杂，与遗传、年龄、疾病、环境和人为因素等都有关，人为因素是最普遍和常见的。在普通人群中，因为学习、工作、社交或照顾家人而熬夜造成的睡眠不足影响全球近40%的人。大家都知道长期昼夜节律紊乱影响健康，同时它还会损害免疫系统，增加睡眠障碍和非感染性慢性疾病的风险，包括葡萄糖不耐受、体重增加、脂肪堆积、肝脏疾病、各种癌症、抑郁症和心血管疾病等。Panda教授说："试图减肥和过上更健康生活的人应该更多地关注自己什么时候吃东西，以及吃的是什么。间歇性禁食是一种任何人都可以采用的生活方式。它可以改善睡眠和生活质量，以及减少肥胖、糖尿病和心脏病的风险。"该研究还提到，关于限时饮食的临床试验始于 2013 年，截至目前还有大量正在进行的临床试验来评估限时饮食对人体健康的影响。绝大多数试验得出了积极的结果，最常见的是体重减轻，包括体脂、BMI 和腰围的减小。还有试验观察到参与者葡萄糖调节的改善，以及血脂、血压和炎症水平的降低。重要的是，所有研究均显示限时进食是安全可行的饮食策略。

61. 低血糖生成指数与科学低碳饮食有什么不同？

血糖生成指数是指食物进入人体 2 小时内血糖升高的相对速度。低血糖生成指数食物的血糖生成指数在 55 以下。有的食物虽然含糖量高，但引起血糖升高的速度慢；而有的食物含糖量少，却有可能引起血糖迅速升高，而血糖生成指数就在其中起着关键作用。食物血糖生成指数受到食物中碳水化合物的含量、类型、结构及食物中的其他化学成分含量等多方面的影响。即使是同一类食物，也会因为烹饪方式、进食过程中咀嚼程度、是否混杂别的食物一起食用等因素造成不同的血糖生成指数。举个例子来说，糯米与大米的淀粉组成不同，糯米含支链淀粉多，分解产生的糖分既快又多；而大米含直链淀粉多，相对来说分解产生的糖分就比较慢且少，因此吃糯米饭比吃大米饭后血糖上升幅度大、上升速度快；而糙米饭含膳食纤维相对多，所以较吃大米饭后血糖上升的幅度更小。再比如，稀饭的烹煮时间较久，米煮得比较软烂，所以糊化程度高，进食后肠内分解消化吸收的速度较快，因此血糖上升的速度就会加快；吃包子的血糖上升速度比吃相同分量碳水化合物的馒头慢，是因为包子馅中多了油脂与蛋白质的缘故。了解了这些，就知道单看血糖生成指数很难把控血糖的变化，而且血糖生成指数是经过计算的数据，只是一个参考。南方的米和北方的米，日照时间长的麦子和日照时间短的麦子磨成的面粉，它们的实际血糖生成指数都有差异。在实际生活中血糖生成指数对控糖的帮助显而易见，糖友应该选择低血糖生成指数的食物。

科学低碳又是怎么回事呢？1972年，美国的罗伯特·阿特金斯（Robert Atkins）博士出版了《阿特金斯饮食革命》一书，系统地阐述了低碳水化合物饮食（简称"低碳饮食"）的现代概念。随着世界各地有关这种饮食研究的深入，大量的随机对照临床试验和系统评价证实，低碳饮食安全、有效，不仅减重效果明显，还能改善多项代谢相关指标，比如降低血糖、血脂、血尿酸及血压水平，有助于控制、缓解甚至大大改善糖尿病、高血压、非酒精性脂肪肝、高脂血症、高尿酸血症、多囊卵巢综合征、阻塞性睡眠呼吸暂停综合征等慢性代谢性疾病症状，降低心脑血管疾病的风险。

以前一直认为高脂饮食是导致肥胖、糖尿病、高血压等慢性疾病的元凶。随着世界各地低碳饮食的普及，越来越多的证据告诉我们脂肪不是这些疾病发病的关键因素。80%的胆固醇是由自身合成，而来自饮食的胆固醇只有20%。现在胆固醇每日摄取上限（300 mg）已经取消。

62. 和食物合作，吃对饭就能控好糖吗？

低碳饮食作为一种治疗糖尿病的方法，近年来备受关注。这是一个颠覆性的思维，我们以前都把注意力放在如何降血糖这个角度。实现降血糖这一目标的基本思路，要从"源"和"流"两个方面入手，一方面减少糖的摄入，另一方面促进糖的消耗、合成与转化。目前主流的营养学观念是与食物更好地"合作"。科学低碳是在低碳饮食的同时补充细胞所需要的基本营养素，在饮食中增加蔬菜量，为身体提供膳食纤维、维生素、矿物质，增加提供优质蛋白的肉、蛋、奶，选择以多不饱和脂肪酸（常见于深海鱼类）为主的脂肪，这些能为我们的身体提供充足的营养素，有助于身体修复。越来越多的研究表明，采用低碳饮食可以帮助糖友控制血糖水平，降低胰岛素的使用剂量，减轻糖尿病的症状，同时改善身体健康水平。在开始采用低碳饮食之前，糖友应该进行全面的健康评估，了解身体状况，合理计划膳食，并且密切监测血糖水平，配合药物治疗，以确保血糖稳定下降，及早达成缓解状态。

63. 想要既吃饱肚子，血糖又不高该怎么办？

糖友最头疼的就是每天吃什么。一吃饭血糖就高，不吃肚子又饿。

首先我们要知道，是长期进食过量的碳水化合物（超过身体对糖的需求，超过自身能代谢的糖量）导致了血糖升高、胰岛功能下降、糖代谢紊乱。糖友需要低碳饮食，也就是每天的碳水化合物总量不超过130 g。

碳水化合物是由碳、氢、氧三种元素组成的有机化合物，包括可被人体消化吸收的单糖（果糖、葡萄糖等）、二糖（麦芽糖、蔗糖等）、多糖（淀粉）等，以及不被人体消化的膳食纤维。膳食纤维不升高血糖，属于广义的碳水化合物。

日常生活中会造成血糖升高的碳水化合物分为四大类——粮食类，如米、面和豆类；根茎类蔬菜和薯类；水果类，特别是香甜的水果；各种含糖饮料。

限制碳水化合物总量,做了减法,就一定要做加法,全面均衡。建议大家在控糖期间以杂豆饭作为主食。杂豆饭由一份大米、两份杂粮、一份豆类组合而成,按体积1∶2∶1计算。杂粮由两份组成:① 第一份杂粮除了大米和带有糯性的米外,其他米都可以;② 第二份杂粮可由小麦片、燕麦、藜麦、苦荞、青稞等组成。豆类除了豌豆和蚕豆外,其他常见豆类都可以。

制作杂豆饭之前,先把豆类放在清水中泡4小时以上,泡豆子的水要倒掉,因为这里面含有植酸(凝集素),对人体不利。杂粮泡半小时左右,泡杂粮的水可以煮饭。如果选择的杂粮中有藜麦的话,泡的水也要倒掉(也是因为含有凝集素)。准备好这些后,将一份大米、两份杂粮、一份豆类混合起来,按正常做饭的方式(直接放在电饭煲中)加水蒸煮。做好的杂豆饭要放凉,不要直接吃。先分装再冷冻,建议65 g为一份,放冰箱冷冻保存。冷冻过程中杂豆饭会产生抗性淀粉,使得消化吸收变慢,更有利于控糖。吃的时候蒸一下或微波炉热一下都可以,抗性淀粉依然存在。

64. 什么是膳食纤维？膳食纤维对人体有哪些益处？如何补充膳食纤维？

膳食纤维是碳水化合物大家族中的一员，但与"能量""糖分"完全不相干。它不能被人体胃肠道消化吸收，也不会在体内产生能量。以前，人们认为膳食纤维只是穿肠而过，毫无用处。随着科学的不断发展，膳食纤维的健康效应逐渐被广泛地认知与肯定。

膳食纤维不被人体消化吸收，但会在肠道中被细菌分解，成为肠道细菌的食物。膳食纤维进入结肠后，被厌氧菌酵解，产生短链脂肪酸，如乙酸、丙酸、丁酸等，这些短链脂肪酸是肠道内有益菌群的能量来源，为结肠发酵提供产能代谢物。当肠道有益菌群食物充足时，其数量、种类及活性增加，整个肠道的微生态平衡也会得到改善和保持稳定，肠道屏障功能和免疫功能随之增强，系统性肠炎和结肠癌的发病率降低。因此，膳食纤维具有养护肠道的作用。

可溶性膳食纤维具有亲水性，遇水膨胀，可软化大便，对缓解大便干结有帮助。不溶性膳食纤维停留在肠道内，增加粪便的体积，促进肠道蠕动，可缓解便秘。

膳食纤维不仅能软化粪便，缓解便秘，还能改善腹泻，这与膳食纤维的吸水性密切相关。当肠道中存在多余的水分时，膳食纤维可将其牢牢锁住，从而缓解腹泻症状。

膳食纤维的黏性特征，能使其发挥稳糖、降糖的作用。膳食纤维阻碍消化酶和食物混合，延缓小肠对葡萄糖的吸收，延长胃排空时间，减慢餐后血糖升高的速度，降低血糖峰值（最高浓度），改善胰岛素抵抗，使血糖变化幅度不至于过大。

膳食纤维主要来自植物，每天的需要量是 30~35 g，糖友可以选择各种蔬菜，每天 750~1 000 g，也就是每顿至少 250 g（鲜重）。

深色蔬菜比浅色蔬菜含有更多的膳食纤维和维生素，每天吃的蔬菜里最好有一半是深绿叶菜。

可供选择的叶菜有：青菜、白菜、包菜、莜麦菜、韭菜、菠菜、茼蒿、苋菜、苜蓿、荠菜等。

菌菇类同样富含膳食纤维，如香菇、平菇、白蘑菇、鸡腿菇、杏鲍菇、金针菇、木耳等。

瓜茄类富含膳食纤维的有番茄、黄瓜、丝瓜、苦瓜、冬瓜、青椒、茄子等。

对于不能从饮食中获得足够膳食纤维的人，可以选择通过物理和化学的方法从植物中提取的膳食纤维来补充。

65. 糖友如何补充蛋白质？

糖尿病也是一种消耗性疾病，长期糖代谢紊乱后，身体会分解自身的蛋白质，导致体重变轻，胃肠功能变弱，影响营养的消化吸收，形成恶性循环。只有补充充足的蛋白质，身体受损的部位才有可能被修复。

糖友需要的优质蛋白主要是动物蛋白，来自肉蛋奶。中国营养学会对常见食物进行了营养评价，选出了优质蛋白质"十佳食物"。

第一名：蛋类。以鸡蛋来讲，鸡蛋营养含量丰富，是营养价值很高的食物。鸡蛋蛋白质含量在13%左右，氨基酸组成与人体需要非常接近。鸡蛋中维生素种类多，矿物质如钙、磷、铁、锌、硒等的含量也很高。

一个鸡蛋中含有的蛋白质约为6 g。一个50~60 kg的成年人，如果只通过鸡蛋提供蛋白质的话，每天需要吃8~10个鸡蛋。

第二名：奶类。以牛奶为例，牛奶营养丰富，各种营养组成比例适宜，容易被消化吸收。牛奶可以提供优质蛋白质、维生素 B_1、维生素 B_2 和钙等。牛奶的主要成分是水，蛋白质含量只有3%，但牛奶里的必需氨基酸比例符合人体需要，属于优质蛋白质。

牛奶饮用方便，哪怕牙口不好的人，也很容易喝下几百克奶。奶制品种类繁多，常见的有液态奶、奶粉、酸奶、奶酪等。酸奶经过发酵，乳糖、蛋白质和脂肪都有部分分解，乳糖不耐受的人可以尝试用酸奶代替牛奶。糖友更适合喝骆驼奶。鲜牛奶每100 mL提供蛋白质3~3.5 g，酸奶每100 g提供蛋白质3 g。

第三名：鱼类。鱼肉富含蛋白质、脂类、维生素和矿物质，蛋白质含量约为15%~22%，含有人体必需的各种氨基酸，尤其富含亮氨酸和赖氨酸，属于优质蛋白质。

鱼肉的肌纤维细短，柔软细嫩，较畜、禽肉更易消化。鱼肉含有丰富的多不饱和脂肪酸，适量摄入有利于降低高脂血症和心血管疾病的发病风险。

第四名：虾。虾的营养价值很高，虾肉富含蛋白质、维生素A、维生素B_1、烟酸、钙、磷、铁等成分，其蛋白质含量约为16%~23%，虾肉脂肪含量低，且多为不饱和脂肪酸，还含有丰富的镁，镁对心脏活动具有重要的调节作用。

第五名：鸡肉。鸡肉的蛋白质含量为20%左右，鸡胸肉是许多健身增肌人群喜欢的蛋白质来源，脂肪含量低，还含有较多不饱和脂肪酸，尤其是油酸和亚油酸。此外，鸡肉中含有丰富的磷脂，是人体细胞修复的重要原材料。

第六名：鸭肉。鸭肉的营养价值与鸡肉类似，蛋白质含量约为16%。鸭肉味道鲜美，含B族维生素和维生素E比较多。鸭肉的钾含量丰富，接近300 mg/100 g。

第七名：牛肉。瘦牛肉的蛋白质含量在20%左右，其氨基酸组成与人体需要接近，且比例均衡，人体吸收利用率高。牛肉的脂肪含量比猪肉、羊肉低，在10%左右。此外，牛肉中还富含矿物质如钾、锌、镁、铁等和B族维生素。

第八名：羊肉。瘦羊肉的蛋白质含量在20%左右，其矿物质含量丰富，铜、铁、锌、钙、磷的含量高于许多其他肉类。

第九名：猪肉。瘦猪肉的蛋白质含量约为20%，必需氨基酸组成与人体需要接近。猪肉含有丰富的磷、钾、铁、镁等元素，是人体所需矿物质元素的重要来源。猪肉还含有微量的水溶性维生素。

第十名：大豆。大豆包括黄豆、黑豆和青豆。大豆含有丰富的优质蛋白质、不饱和脂肪酸、钙、钾和维生素E等。大豆中蛋白质含量约为30%~40%，必需氨基酸的组成和比例与动物蛋白质相似，而且富含谷类蛋白缺乏的赖氨酸，是与谷类蛋白互补的天然理想食品，这一特点在杂豆饭中得以体现。此外，大豆还含有多种有益于健康的成分，如大豆异黄酮、植物固醇、大豆低聚糖等。大豆蛋白质含量虽然高，但吸收率差。

66. 糖友需要补充脂肪吗？

糖友需要补充优质脂肪，优先选择富含 ω-3 多不饱和脂肪酸的脂肪，ω-3 多不饱和脂肪酸主要来源于深海鱼、亚麻籽、海藻等。

我们日常吃的植物油，有菜籽油、花生油、葵花籽油、大豆油、玉米油等，这些油中的多不饱和脂肪酸几乎都是 ω-6，而 ω-3 的含量很少。ω-6 对糖友并不友好，体内 ω-6 过多容易诱发肠道炎症，甚至产生肠漏，引发胰岛素抵抗，不利于血糖控制。烹饪建议选择以 ω-3 为主的亚麻籽油，也可以选择橄榄油和茶籽油。

动物油脂中，猪油虽然几乎不含 ω-3，但主要成分中的长链脂肪酸对心脑血管有益，可以适当选择。另外，糖友还可以选择一些坚果，比如核桃、杏仁、巴旦木、夏威夷果等。

糖友要想额外补充优质脂肪，建议直接购买富含 ω-3 的高纯度磷虾油。

67. 想要血糖稳中下降，三餐应该怎么吃？

想要血糖稳中下降，就要用科学低碳的饮食方式，减轻身体负担。低碳指的是每天碳水化合物总量不超过 130 g，并且只在中餐和晚餐时吃。也就是一日三餐，要遵循"8 + 16"的饮食节律，早餐尽量避开碳水化合物类食物。

由于人体自身调节的规律，早晨血糖比较高，早餐不吃碳水化合物是基本安全的。有朋友已经习惯早餐吃白粥、馒头、面条、包子……如果这些碳水化合物都不吃，那吃什么？早餐可以吃优质蛋白质食物如肉蛋奶，可以吃高膳食纤维食物如各种蔬菜、菌菇，可以吃优质脂肪食物如亚麻籽油、坚果。这些能让你吃饱还不会升高血糖。

如果早上时间充足，并且愿意动手制作早餐，那么中式的早餐可以这么做：把 2~3 个鸡蛋打散，把自己喜欢吃的蔬菜切成碎末与鸡蛋混合，然后煎一个鸡蛋菜饼。同时再佐以两个核桃仁，好吃又美味，关键是不升高血糖。

喜欢西式早餐的朋友，可以为自己煎一块鸡排、牛排或猪排，配上一份蔬菜沙拉，再用酸奶加上 5~10 mL 亚麻籽油调制一杯饮品，还可以配上一点坚果。

中、晚餐可以吃碳水化合物，每餐控制在 25~65 g 之间，根据餐后血糖变化情况，探索最适合自己的分量。我们建议大家吃杂豆饭，营养丰富，含有抗性淀粉，升血糖慢，高膳食纤维增强饱腹感。

中、晚餐因为有碳水化合物，进食次序十分重要，要按照汤、菜、肉、饭的顺序来进食。每餐先喝汤 50~150 mL，刺激胃壁，吹起消化食物的号角，通知肠道做好准备，迎接美食到来。

汤，无论是荤汤还是素汤都可以。但是汤里面不能放粉丝、粉条、山药、藕、玉米等，这些都是碳水化合物食物，哪怕不吃，其中的淀粉也会溶解在汤中，或者附着在其他食物上进入消化道。请记住影响血糖的不仅仅是吃进去的食物，还有身体对血糖的调节，水溶性淀粉更容易刺激血糖波动。

菜，每餐至少需要吃 250 g 蔬菜，注意不能太咸。每天每人需要 5 g 盐，因此要特别注意调料的选择，比如说各种酱料，如豆瓣酱、花生酱、海鲜酱、芝麻酱、辣酱等，一定要慎用。这些调料中含有大量的糖和盐，尽量避免作为佐料使用。一定要扭转"下饭菜"的观念，以清淡（少盐）为主；也要避免另一个极端，如不放油的水煮菜。烹饪时避免高温爆炒，减少维生素的流失。

肉，蛋白质每餐都需要有。每餐至少 100 g 肉。红烧、清炖、炒菜都行。

汤、菜、肉这三个环节交替进行，吃到七八分饱，然后就可以吃主食了。

吃饭的时候要养成细嚼慢咽的习惯，每一口至少嚼 20 次，每顿饭不少于 20 分钟。这个习惯为什么这么重要？首先唾液在中医中被称为"金津玉液"。

《素问·经脉别论》中说："饮入于胃，游溢精气，上输于脾，脾气散精，上归于肺，通调水道，下输膀胱，水精四布，五经并行……"意思是说，津液经过胃、脾、肺，散布到全身所有的血管当中。细嚼慢咽时，口腔里的唾液淀粉酶就参与了碳水化合物的分解，它能将淀粉水解为麦芽糖，有利于胃肠道的消化吸收。食物在嘴里细嚼慢咽以后进入胃，减轻了胃的负担，更有利于食物在胃里的研磨。食物经过十二指肠，在胃液、肠液和胰液这么多消化液的作用下，可以被更好地消化吸收。细嚼慢咽，放慢进餐速度，能有效控制食量，减少吃多的概率。做到以上这些，血糖就能稳中有降。当餐前与餐后血糖差值小于 2.2 mmol/L，说明这一餐吃对了。

68. 早餐不吃主食会饿吗？

饥饿是一种神经中枢产生的感觉。当食物从胃中排空，胃就会开始收缩。这是从贲门开始向幽门方向蠕动的一种比较剧烈的收缩，也是身体向我们发送的进食信号。

大脑的活动十分依赖葡萄糖，对于血糖浓度的变化极其敏感。当肝糖原消耗殆尽，血糖浓度降低，大脑受到刺激便会"感到肚子饿了"。

感觉到饿的原因有很多，比如说吃得过少、食物种类改变、运动量增加。经常处在眼花缭乱的美食视觉冲击下,会产生视觉性饥饿。压力过大,某些疾病状态如甲亢、血糖不稳定等也会产生饥饿感。

对于希望通过饮食调整来控血糖的糖友来说,早餐不吃主食会饿吗?答案是不会。

早餐不吃主食,但需要吃下列食物。

① 高膳食纤维。膳食纤维不仅能产生饱腹感,还能促进营养吸收,调节胰岛素水平。绿叶蔬菜中富含的维生素 K 是能够调节胰岛素水平和改善胰岛素敏感性的微量营养素,对稳定血糖有帮助。

② 充足的蛋白质类食物。蛋白质是控制食欲的有效工具,它能增加产生饱腹感信号的激素水平,并降低刺激饥饿感的激素水平。如果总是感觉饿,就需要把优质蛋白质加入每一餐中。

③ 优质脂肪类食物。ω-3 为主的多不饱和脂肪酸不仅能够提供细胞需要的原材料,还能补充能量,不会因为热量不足引起饥饿感。每克脂肪产生 9 kcal (1 kcal = 4.186 kJ) 热量,而每克碳水化合物仅产生 4 kcal 热量。

综上所述,早餐虽然没有吃碳水化合物,但作了食物种类的调整,只要能按照高膳食纤维、充足优质蛋白质和优质脂肪的标准来吃,早餐就不会饿。可以试一试,实践是检验真理的唯一标准,亲自做过就会体会到哦。

69. 吃主食会升糖，一日三餐都不吃主食可以吗？

不建议一天都不吃主食！碳水化合物对维持正常的生理功能至关重要。碳水化合物是大脑和中枢神经系统的主要能源物质，相当于燃料；碳水化合物还是一些水溶性维生素和矿物质及膳食纤维的来源。我们主张科学低碳，不是完全拒绝碳水化合物。因此，不推荐极低量的碳水化合物摄取甚至零碳水化合物。对于糖友而言，本身血糖调节能力差，极低量碳水化合物摄取有可能会造成风险。不主张控制碳水化合物从一个极端走向另一个极端。

不吃碳水化合物容易导致低血糖。人体主要利用葡萄糖供能，尤其是大脑只能利用葡萄糖供能，对低血糖非常敏感。低血糖会引起脑细胞供能不足，对脑细胞造成不可逆的损伤，会导致人体反应迟钝、记忆力下降等；低血糖还会出现头晕、眼前发黑、恶心、面色苍白等症状，严重时可发生昏厥，会有生命危险！

碳水化合物摄取严重不足还会导致胃肠道功能异常，如恶心、呕吐、便秘、排便次数增加、腹痛、腹胀等，甚至诱发酮症酸中毒。

70. 经常感觉饿，吃东西又怕血糖升高，怎么办？

对不少糖友来说，糖尿病早期最明显的症状并非"三多一少"，而是难忍的饥饿感。这是因为体内存在胰岛素抵抗，血糖虽然高，可进入不了细胞，导致细胞内缺糖，器官、组织无法有效利用，就会向大脑发出"血糖不足"的错误信号，大脑随之发出饥饿的信号，催促我们进食。

身体一旦习惯了高血糖状态，血糖稍有下降就会感到饥饿。另外，部分糖友的饮食控制过于严格，摄入的热量不足，也会产生饥饿感。

如果糖友同时存在肝功能异常，比如部分脂肪肝患者，肝脏内的脂肪酸过多，导致肝脏储存、分解肝糖原的能力下降，难以及时支援降低的血糖，也容易导致饥饿。

在生活中如何解决"饿"的问题，吃好吃饱，并且血糖控制更好呢？这就需要找到一个平衡点，通过科学低碳，全面均衡，把控碳水化合物的摄入量，创造条件使血糖稳中下降。同时补充膳食纤维，增加饱腹感。还要补充足量的优质蛋白质和优质脂肪，既满足嘴巴，又能平衡血糖。

71. 工作忙了就不吃饭，下一顿补上可以吗？

饮食不规律，胰岛的反应就会出现不确定性，会更容易出现或加重胰岛素抵抗，身体就会需要更多的胰岛素才能使血糖降到正常。

美国科罗拉多大学的研究人员对 9 名女性进行了研究，她们的平均年龄为 29 岁，都有体重过重或肥胖问题。研究人员让她们一天吃早餐，另一天不吃早餐，然后在午餐后为她们测量胰岛素和血糖浓度。吃饭后，血糖浓度会上升，并产生胰岛素，帮助血糖进入细胞，让血糖转化为能量。

研究发现，这些女性只要不吃早餐，午餐后血糖值就会大幅上升。研究还发现，不吃早餐时，胰岛素浓度增加了 28%，但增加的胰岛素并未让血糖下降，而是产生了胰岛素抵抗，血糖浓度反而上升了 12%。

由此可见，工作忙了就不吃饭，下一顿再吃，这样的饮食习惯对于糖友来说是十分不利的。糖尿病本身就会导致能量无法被合理利用，机体和细胞处于饥饿状态，从而出现进食较多的情况。不规律的进食时间还有可能导致糖友在饥饿状态下低血糖的发生概率增加。

另外，人体在极度饥饿的状态下很容易暴饮暴食，更容易选择高油的煎炸食物，特别是糖油混合物，比如汉堡、饼干、糕点等，这样的食物搭配对糖友来说就是灾难。也有糖友知道糖油混合物的危害，会选择完全拒绝碳水化合物，只吃高油、高蛋白食物，缺乏蔬菜等膳食纤维，糖友消化能力弱就可能加剧代谢紊乱，从而增加酮症酸中毒的发生概率，严重危害健康，甚至危及生命。所以，我们建议糖友在平衡饮食的同时一定要重视规律用餐，这对血糖控制非常重要。

72. 午餐、晚餐不喝汤可以吗？直接喝水可以吗？

当我们吃午餐或者晚餐时，建议按照"汤菜肉饭"的顺序。为什么汤要放在第一位？因为喝汤会唤醒消化道，做好承接食物的工作准备。汤中含有丰富的水分和一些营养物质，饭前少量喝汤，可以润滑口腔、食管和胃肠道，有利于食物消化吸收。喝汤还可以增强饱腹感，防止吃多。

喝水可以代替喝汤吗？不可以。因为水在胃里停留时间短，不能起到唤醒消化道的作用。汤里面除了水分，还有其他营养物质，在胃里停留时间长，润滑消化道、刺激胃壁的同时也可唤醒消化系统，有利于后续吃进去的食物被消化吸收。

73. 糖友可以喝奶粉吗?

糖友可以喝奶粉,但在选择奶粉时,有几点需要特别注意。

首先需要关注配料表,原料是生乳(包括羊乳、牛乳、骆驼乳)的可以选。其次看配料表中有没有额外添加蔗糖、砂糖、蜂蜜等升血糖物质,配料表中的成分越简单越好。最后关注营养成分表中的碳水化合物含量,正常奶粉中含有的碳水化合物量,每 100 g 奶粉不会超过 50~60 g,大于 60 g 的不能选。

特别提醒,在以上条件达标时,一定要关注营养成分表中蛋白质的含量,蛋白质含量越高,奶粉营养价值越高。如果有添加膳食纤维或维生素、矿物质更好,对糖友而言营养更全面,有利于控糖。相比之下优先选择骆驼奶,其次是羊奶。

74. 两餐之间饿了可以吃零食吗?

两餐之间饿了肯定是可以吃东西的,关键是怎么吃,吃什么。

当饥饿时,首先要鉴别一下是真的饿吗?鉴别的方法是测一下血糖。如果血糖在 4 mmol/L 以下,那确实是饿了,可以吃点东西。建议大家首选脂肪类的食物，比如坚果；其次是蛋白质类的食物，肉干、鸡蛋都可以。不建议直接吃碳水化合物，比如饼干、糖果、点心这些。

75. 每天吃不了这么多蔬菜，怎么办？

每天 500~1 000 g 的蔬菜为我们提供了身体一天所需的三种营养素——膳食纤维、维生素和矿物质。假设吃不了这么多蔬菜，那怎么办？可以多吃一些膳食纤维高的食物，比如银耳、茄子、低聚果糖等。维生素和矿物质也要额外补充，这样才能达到更健康的状态。

76. 糖友可以吃水果吗？

水果含有大量的果糖，果糖进入人体后绝大部分被肝脏代谢。果糖容易被吸收，也容易转变成脂肪，可以引起血脂、尿酸升高。

水果是人们喜欢的食物，糖友能否吃水果是一个需要谨慎对待的问题。对于刚出现血糖问题的糖友，想通过饮食调理来改善血糖，建议尽量不吃。对于血糖已经很高，已经出现高血脂、高尿酸的糖友，为了身体健康建议一定要远离水果。

77. 糖友血脂高，可以吃蛋黄吗？

血脂高的糖友可以吃蛋黄吗？答案是可以吃。

蛋黄含有丰富的胆固醇，糖友怕吃了蛋黄后胆固醇升高，或者已经升高的胆固醇变得更高。

曾经有一段时间，世界卫生组织规定，每人每天胆固醇的摄入量要小于300 mg，而一个鸡蛋黄就含有200 mg胆固醇，所以大家认为，一天只能吃一个鸡蛋。随着科技和营养学的发展，最新研究表明，这个说法是错误的。人体80%的胆固醇都是自身合成的，食物中吃进去的胆固醇对此影响很小。世界卫生组织已经取消了全天胆固醇摄入量要控制在300 mg以内这个规定。

胆固醇对人体来说非常重要，一方面，胆固醇是体内细胞膜的重要成分，与细胞膜的流动性存在密切相关；另一方面，胆固醇也是人体部分激素的合成原材料，身体健康离不开它。既然80%的胆固醇都是自身合成的，对于含有胆固醇的食物不必过分焦虑，鸡蛋是可以多吃的。

78. 为什么不建议糖友吃洋葱和胡萝卜？

洋葱和胡萝卜这两种食材因人而异，并不是说每位糖友都不能吃。这两种蔬菜含有相对较高的碳水化合物,有人吃了血糖会升高,有人吃了却不会。不同个体对同样食物的反应不一样,这就是代谢的个体化差异。

怎么吃饭需要自己不断去实践,寻找适合自己的食材及各种食物搭配。某种食物是否能吃,通过监测餐前、餐后血糖来判断。如果血糖的差值在 2.2 mmol/L 以内,说明这种食物适合你;如果差值超过 4.4 mmol/L,说明这种食物至少不适合现在的你。所以每一位糖友都有必要充分了解食物的特征,更要了解自己的身体特点,走出一条独特有效的控糖之路。

79. 哪些食物养肝?

中医说:"青色入肝经",绿色食物能有益肝气疏发、肝血调节和肝脏代谢,舒缓肝郁。多吃些深色或绿色的食物能起到养肝、护肝的作用,比如西兰花、菠菜、包菜、羽衣甘蓝等。

大蒜对肝脏健康有帮助。大蒜营养丰富,有益的成分包括大蒜素和硒,可以增强免疫,抵抗疾病。大蒜有助于清洁肝脏并促进肝脏健康。

坚果对肝脏健康也很重要。比如杏仁、核桃等坚果含有很多微量元素。核桃的 ω-3 多不饱和脂肪酸含量及氨基酸含量高,有助于肝脏清洁和去除毒素。

绿茶含有很多营养物质和抗氧化剂,有助于修复体内受损的细胞,是增强肝脏功能的绝佳饮品。要注意绿茶有利尿作用,最好适量饮用,不要喝太多。

80. 哪些食物养肾?

养肾的食物主要是黑色食物,如黑米、黑豆、黑芝麻、桑椹、薏米、紫菜、黑木耳、海带等。有条件还可以吃点乌鸡、海参,这些都是养肾的食物。

除此之外,还可以搭配一些肉类,比如瘦肉(猪肉)、鸡肉、鱼肉等,要摄入足量的优质蛋白质。

日常生活中低盐饮食对肾脏有非常好的保护作用,不管吃什么食物,都要强调低盐,世界卫生组织已经把食盐的摄入量纳入一项指标,每人每天盐的摄入量要低于5 g。

81. 对眼睛有益的食物有哪些?

从营养学角度来看,护眼注意营养均衡,不要挑食、偏食,多吃深色蔬菜,多补充胡萝卜素。同时补充优质蛋白质,如肉、鱼、蛋、奶,可以适当补充海产品,如海带、海鱼,平时还可以适当吃些坚果。

82. 甜食对视力是否有影响?

甜食对视力有明确的影响,对糖友影响更大。一是甜食易导致血糖增高,引起眼内房水渗透压改变,使晶状体变凸,视物模糊,形成晶体性近视;二是糖分在体内代谢时会消耗大量的维生素 B_1,而维生素 B_1 对视神经有养护作用。如果经常吃甜食,眼睛不仅容易疲劳,还会近视。并不是说近视的人就完全不能吃甜食了,少量、适当吃一点还是可以的,而糖友则应尽可能避免。

83. 吃辣椒是否伤眼?

目前没有任何证据表明辣椒会伤害眼睛。我国某些地区的饮食无辣不欢,几乎每一餐都离不开辣椒。医学统计资料表明,该地区近视发病率或其他眼病的发病率并不比不吃辣的地区高,所以说吃不吃辣看个人喜好,适可而止,不要过度刺激,不要吃太多让自己不舒服就好了。我们吃辣椒后眼睛周围会感觉到灼热感,并且眼球血管充血,主要是因为辣椒的辣椒素可以刺激血管的血液循环,导致血液循环加速。一段时间就会消失,对眼睛并没有实质性的损害。

84. 吃大蒜是否对眼睛有害？

大蒜具有抗菌、杀菌的功效，有类似抗生素的作用，但又没有抗生素的副作用，对炎症有一定的预防作用，同时还能调节免疫功能。适量食用的确对人体有益。但是如果长期过量吃大蒜，特别是对于一些患有眼部疾病以及经常发热的人来说，就会出现不良影响。大蒜是对眼睛有害的食物之一，故民间有"大蒜百益而独害目"的说法，因此患有眼部疾病的人，必须要少吃一些蒜。大蒜虽然味道辛辣刺激，但是大蒜中并不含有直接危害眼睛健康的成分，正常人吃大蒜并不会危害眼睛健康。糖友往往容易合并眼部并发症，吃大蒜要适可而止。

85. 对骨骼健康有帮助的食物有哪些？

骨是由有机物和无机物构成的，有机物主要是蛋白质组成的胶原质，使骨具有一定的韧度，不易折断。骨骼中有22%的成分是蛋白质，主要是胶原蛋白。如果长期蛋白质摄入不足，会显著影响骨骼的代谢。对于糖友来说，特别是患骨质疏松的糖友，以60 kg体重为例，每日蛋白质摄入量的推荐剂量为60 g。首选优质蛋白质。牛奶、酸奶、奶酪等奶制品，以及肉、蛋、鱼是优质蛋白质的良好来源。蔬菜中的钾、镁、铜、铁、磷、锌，以及维生素 A、C、K 也对保持骨骼健康有益。在日常生活中，膳食要多样化，每天摄入 12 种以上食物，每周 25 种以上，包括谷薯类、蔬菜水果类、大豆坚果类等食物，要兼顾各种营养素的平衡。饮食要清淡，如果摄入盐过多，不仅会影响血压和肾脏，也会加快骨骼钙的流失，有增加患肾结石和骨质疏松的危险。

不喝或少喝含糖饮料、咖啡及碳酸饮料。大量喝碳酸饮料、含糖饮料或咖啡都会增加骨骼中钙的流失，增加患骨质疏松的风险。适量饮用咖啡能提高代谢，增强骨骼。建议每天饮用咖啡小于 500 mL。提倡饮用白开水和淡茶水，每天 7~8 杯（1.5~1.7 L）。烟、酒都不利于骨骼的新陈代谢，吸烟和饮酒是男性常见的导致骨质疏松的原因，所以对于吸烟、饮酒人群，必须戒烟限酒。

86. 多喝水会加重糖尿病吗？

竟然有传言称糖友不能多喝水，否则会使自身的病情加重，这种说法可信吗？当然不可信，我们需要先知道糖友为什么会频繁觉得口渴，这主要是由两个原因引起的。一是糖友体内的血糖持续升高，导致尿液内的糖分也增加，身体为了及时排出这些糖分，需要增加饮水量来多排尿；二是多排尿会让身体处于缺水状态，自然也会增加口渴的频率。对于糖友而言，缺水容易导致血液浓缩、血糖升高，严重时甚至会引起高渗性糖尿病昏迷发生。而且喝水少会导致尿量也随之减少，会让糖友体内的代谢性物质排泄变慢，容易增加糖尿病酮症酸中毒发生风险。另外，喝水少也会导致体内形成血栓的风险增加，进而增加心脑血管疾病发生风险。所以糖友在日常生活中多喝水并不会使病情加重，反而可以给身体带来一定的好处。

87. 糖友怎么喝水更有利于健康？

多喝水可以使血液内的酮体水平降低，多余的酮体也会及时随着尿液排出体外，可以帮助预防糖尿病酮症酸中毒的发生。长时间高血糖会导致皮肤细胞内的大量水分被"吸走"，很容易引起细胞脱水，让皮肤干枯。多喝水则帮助皮肤缓解这种状态。多喝水可以增加有效血液循环量，对于改善血液黏稠度也有很大帮助，可以帮助糖友预防血栓、心血管疾病的发生。多喝水还可以帮助预防泌尿系统感染。

那么糖友日常喝什么水，怎么喝，喝多少水为宜呢？

建议糖友日常饮用水以白开水为主，白开水是符合人体需要的饮用水，可以被身体快速地吸收。拒绝含糖饮料，否则容易导致血糖升高。咖啡、浓茶这一类饮品，喜欢的糖友建议适量饮用，因为这类饮品容易带走体内大量水分，加重身体缺水的问题。

饮水量建议 40 mL/kg 体重左右，比如说 60 kg 体重的人，每天需要补充水分 2 400 mL（2.4 L）左右。不要一次性全部喝完，要少量多次地喝，每半个小时可以饮用 300 mL 左右。注意每次喝水最好小口慢咽；其次，不要等到口渴了才去喝水，要养成主动喝水的好习惯，当身体发出口渴信号时往往已经非常缺水了；最后，饭前、睡前都要避免大量饮水，否则容易影响正常的饮食及睡眠，对于糖友控糖较为不利。

第三篇

生活重塑：情绪、睡眠与运动的"三角支架"

糖尿病管理的本质是与生活方式的博弈。情绪压力加剧胰岛素抵抗,睡眠紊乱破坏代谢节律,久坐则削弱身体耗糖能力。控糖无须颠覆生活,只需抓牢三个支点:平复情绪打破压力循环,规律睡眠修复机体,坚持运动激活代谢。三者联动,稳血糖亦重塑健康。

改变，从今日始

在饮食管理中，保持充足的睡眠、乐观的心态、适当运动，就像按下代谢系统的"复位键"——那些顽固的高血糖数值，终将在生命节律的重建中悄然退场。

88. 情绪对血糖有怎样的影响？

糖尿病不仅对糖友身体的生理性伤害较大，对糖友心理也会造成极大伤害，容易使糖友产生悲观、急躁，甚至抑郁等各种心理状态。心理上的改变对糖尿病的发展、预后均有很大影响。比如，情绪焦虑，甚至抑郁，严重影响睡眠，空腹血糖有可能持续增高。情绪不稳定，会导致血糖不稳定，忽高忽低，早早迎来并发症。现代研究发现，糖友合并抑郁症的比例要比非糖尿病患者合并抑郁症的比例高。据调查，超过40%的糖友存在抑郁倾向，由于抑郁大多是隐性和慢性的，不易被察觉，时间久了对糖友的身体机能产生影响，加快并发症的发生。因此，糖友要及时察觉自己的情绪变化，并调节自己的情绪状态。

针对糖友容易出现的不良情绪，可以从以下四个方面入手调整。

① 严格科学低碳饮食，按时规律服药或注射胰岛素。定时监测血糖，积极预防并发症，定期复查。

② 养成良好的生活习惯，心态要平和。要学会自我缓解，做好自我定位，减轻压力。家人给予适度的关心和鼓励。

③ 适度运动，增强身体抵抗力。可进行瑜伽或冥想等，预防因压力导致的焦虑。

④ 营造安静良好的睡眠环境，保证充足的睡眠时间。

⑤ 关注糖尿病研究动态，加入糖友大家庭，分享成功喜悦。

89. 糖友中约有40%发生情绪抑郁，为什么？

糖友中情绪抑郁的高发率（约40%）是一个复杂的多因素问题，涉及生理、心理、社会等多个层面的相互作用。

(1) 慢性疾病与长期管理压力

① 不可治愈性的心理负担。糖尿病须终身管理，患者须长期监测血糖、调整饮食、服药或注射胰岛素，这些日常管理压力易导致挫败感和无助感，进而

引发抑郁情绪。部分糖友因须依赖胰岛素治疗而产生"病情严重"的认知偏差,加重心理负担。

②生活方式的限制。严格的饮食控制、运动要求和作息调整可能造成部分糖友产生原有的生活自由被剥夺感,使其感到生活质量下降,从而产生沮丧情绪。

(2)生理机制的影响

①血糖波动与神经递质紊乱。高血糖和胰岛素抵抗可能影响大脑中5-羟色胺、多巴胺等神经递质的平衡,直接导致情绪调节障碍。此外,糖尿病并发症(如神经病变、脑血管病变)可能损害中枢神经系统,进一步增加抑郁风险。

②炎症反应与激素失调。慢性炎症反应是糖尿病的重要病理特征,可能通过释放促炎因子(如 IL-6、TNF-α)影响大脑功能,诱发抑郁。同时,抑郁症患者皮质醇水平升高,可能拮抗胰岛素作用,形成"高血糖—抑郁"的恶性循环。

③肠道菌群紊乱。研究表明,糖友常伴有肠道菌群多样性下降及有害菌增多,这可能通过"肠—脑轴"影响情绪调节。动物实验显示,肠道菌群失调会导致焦虑行为,而补充益生菌或调整饮食可改善情绪。

（3）社会心理与经济因素

① 经济负担。长期治疗费用（如药物、血糖仪、并发症管理）可能给家庭带来沉重压力，尤其在经济条件较差的群体中，经济压力与抑郁风险显著相关。

② 社交孤立与支持不足。糖友可能因疾病羞耻感或活动受限减少社交，导致孤独感加剧。家庭和社会支持不足会进一步恶化心理状态。

（4）并发症与健康焦虑

糖尿病并发症（如视网膜病变、肾衰竭、足部溃疡）不仅造成身体痛苦，还可能引发对未来的恐惧和失控感。研究显示，病程超过5年或出现并发症的糖友抑郁风险显著升高。

（5）性别与人群差异

女性患者因激素波动和社会角色压力，抑郁发生率高于男性；中年患者因家庭和社会责任叠加，心理负担更重。

90. 糖友脾气暴躁，情绪爆发后又自责，怎么办？

糖友出现脾气暴躁、情绪波动大且事后后悔的现象，可能与以下因素有关。

（1）血糖波动直接影响情绪

① 低血糖：血糖水平骤降会引发肾上腺素大量

分泌（身体应激反应），导致心跳加快、出汗、颤抖等生理反应，同时伴随焦虑、易怒甚至攻击性行为。低血糖时大脑能量供应不足，可能降低控制情绪的能力。

② 高血糖：长期高血糖状态可能导致中枢神经系统代谢紊乱，影响神经递质（如血清素、多巴胺）的平衡，引发情绪低落或烦躁。

（2）慢性疾病的心理负担

① 长期管理压力：每日监测血糖、饮食控制、药物或胰岛素注射等烦琐的自我管理，易使人产生疲惫感和挫败感。

② 对并发症的担忧：担心糖尿病引发的视网膜病变、肾病等并发症，可能引发焦虑或抑郁情绪，表现为易激惹。

③ 社会功能受限：饮食禁忌、体力下降可能影响社交活动，导致孤独感或自我否定。

（3）神经系统的潜在损伤

① 糖尿病神经病变：长期高血糖可能损伤自主神经系统，影响情绪调节中枢（如边缘系统、前额叶皮层），导致情绪控制能力下降。

② 炎症反应：慢性高血糖引发的全身炎症可能影响脑功能，加剧情绪波动。

（4）生理不适的叠加影响

① 疲劳与睡眠障碍：血糖不稳定可能导致夜间

多尿、盗汗,干扰睡眠质量;日间疲劳会降低情绪耐受度。

② 药物副作用:部分降糖药物(如胰岛素、磺脲类药物)可能因剂量不当引发低血糖,间接导致情绪问题。

(5)心理与行为的恶性循环

① 情绪爆发后的自责:在冷静后可能因失控行为感到内疚,但这种自我批评可能加剧心理压力,形成"易怒—自责—更易怒"的恶性循环。

② 社会支持不足:若家人或朋友对糖尿病管理缺乏理解(如指责饮食控制"矫情"),可能加重糖友的心理负担。

糖友情绪管理建议如下。

① 稳定血糖:规律监测、调整药物或胰岛素剂量,避免极端血糖波动。

② 主动建设心理安全网:选择进入乐观的糖友群,分享经验、减轻孤独感。

③ 生活方式调整:规律作息,保证充足睡眠。适度运动(如散步、瑜伽)促进内啡肽分泌,改善情绪。

④ 家庭支持:家人需理解疾病对糖友情绪的影响,避免冲突时指责,共同学习低血糖急救措施。

⑤ 医学评估:若情绪问题严重,须排查是否合并焦虑症、抑郁症,必要时在医生指导下使用抗抑郁

药物。

糖友情绪管理是"身心综合管理"的一部分,及时寻求医生和心理专家的帮助,能有效改善生活质量。

91. 情绪与压力因素:为什么越焦虑越失控?如何科学平衡?

长期高压下,皮质醇持续分泌,导致大脑杏仁核(情绪中心)过度敏感,容易焦虑、易怒。肾上腺素在瞬间压力下飙升,让你心跳加速、肌肉紧绷,进入"战或逃"模式,但长期分泌会耗尽能量,引发疲惫和抑郁。去甲肾上腺素短期提升注意力,但过量会导致紧张、失眠,甚至情绪崩溃。

恶性循环链:压力事件→激素飙升→情绪失控→更多压力→激素更高。

例如:加班压力大(皮质醇升高)→失眠(去甲肾上腺素升高)→白天烦躁骂人(肾上腺素升高)→后悔自责(压力更大)。

平衡压力激素的5个科学方法。

① 切断源头:识别压力类型,给压力"贴标签"。急性压力:激素短暂升高,完成后及时放松即可。慢性压力:须系统性调整(如沟通、心理咨询)。写"压力日记":每天记录3件让你烦躁的事,1周

后分析规律，针对性解决。

②运动：快速消耗过剩激素。压力来袭时，做1分钟深呼吸避免情绪爆发。针对慢性压力，可以选择瑜伽、太极、春山步疗（持续20分钟以上），促进皮质醇代谢，增加血清素（快乐激素）。

③饮食：吃对"抗压营养素"。镁元素舒缓神经（菠菜、杏仁、黑巧克力），ω-3多不饱和脂肪酸修复大脑（三文鱼、亚麻籽、核桃），维生素C降低皮质醇（猕猴桃、橙子、彩椒）。避开刺激物，如咖啡因、烟酒、高糖零食（短暂提神后加剧激素波动）。

④睡眠：夜间重置激素水平。黄金修复期为晚上10点至凌晨2点，深度睡眠时皮质醇降至最低。失眠急救方法：睡前2小时调暗灯光，远离手机；按揉"安眠穴"（耳垂后凹陷处）+"478"呼吸法（吸气4秒、屏气7秒、呼气8秒）。

⑤中医调养：疏通"气机"降肝火。肝郁气滞调理方法：玫瑰花3朵 + 陈皮1片泡水（疏肝理气）。心火旺盛调理方法：莲子心5根 + 竹叶3 g泡水（清心除烦）；太冲穴（脚背大趾、二趾缝向上）按压3分钟，泻肝火；膻中穴（两乳头连线中点）握拳轻敲50下，顺气解郁。

92. 当更年期（围绝经期）"撞上"高血糖怎么办?

围绝经期雌激素减少，导致胰岛素敏感性降低（胰岛素抵抗加重），血糖更难控制。雌激素减少使脂肪向腹部堆积（内脏脂肪增多），进一步加剧胰岛素抵抗。

控糖+缓解围绝经期的核心策略如下。

(1) 饮食：稳血糖+补营养

必吃"三宝"：大豆制品（豆腐、豆浆），其中的大豆异黄酮调节雌激素，膳食纤维稳血糖；深海鱼类（三文鱼、鳕鱼），其中的ω-3多不饱和脂肪酸抗炎，改善胰岛素抵抗；绿叶蔬菜（菠菜、西兰花），其中的镁元素舒缓神经，缓解潮热。

避开"三雷"：精制糖（蛋糕、奶茶）导致血糖飙升，且加重潮热；乙醇干扰激素代谢，同时损伤胰岛功能；辛辣食物诱发潮热盗汗。

(2) 运动：控糖塑形+调节激素

有氧和力量结合。每天快走30分钟（降血糖），每周2次哑铃训练（增强肌肉，提高胰岛素敏感性）。瑜伽/太极缓解焦虑、改善睡眠（推荐"蝴蝶式"瑜伽动作，调节盆腔血流）。

(3) 围绝经期症状管理

随身携带小风扇，穿多层棉质衣物，方便穿脱，缓解出汗。中医茶饮，如浮小麦 30 g 加红枣 3 颗煮水喝（敛汗安神）。失眠焦虑时，睡前按揉内关穴（手腕横纹上 3 指）、三阴交穴（内踝尖上 4 指）。短期可遵医嘱使用低剂量褪黑素，避免长期依赖安眠药。

(4) 血糖监测

重点关注时段：晨起空腹血糖（更年期易现"黎明"现象）和夜间 3 点血糖（排查无症状低血糖）。

(5) 谨慎使用激素替代疗法

适用人群：围绝经期症状严重且无静脉血栓、乳腺癌高风险者。

对血糖的影响：局部雌激素软膏（阴道用）对血糖影响小，可改善泌尿生殖道萎缩。口服雌激素可能轻微升高血糖，须加强监测。

(6) 关键注意事项

定期筛查：每 3 个月查糖化血红蛋白，每年查骨密度。

心理调适：加入围绝经期糖友互助小组，分享控糖和情绪管理经验。

避免误区：不盲目服用"植物雌激素"保健品（如蜂王浆），可能干扰血糖。不因控糖过度节食，导致营养不良加重围绝经期症状。

围绝经期遇上高血糖，是"代谢战"叠加"激素战",但通过科学饮食、靶向运动、精准监测和中西医协同干预,完全可以平稳度过。围绝经期是女性生命的"第二青春期",控好血糖、调顺激素,迎接更自在的人生!

93. 为什么说保持乐观的心态是与血糖"和解"的一剂良药?

悲观者:长期焦虑激活"下丘脑-垂体-肾上腺轴",皮质醇持续分泌,抑制胰岛素作用,导致血糖升高。

乐观者:积极心态降低皮质醇水平,减少胰岛素抵抗。研究显示,相比于悲观者,乐观者空腹血糖平均低 0.2~0.6 mmol/L。

消极情绪促进促炎因子(如 IL-6、TNF-α)释放,引发慢性炎症,破坏胰岛 β 细胞。乐观心态提升抗炎因子(如 IL-10),保护胰岛功能。有临床试验表明,与悲观者相比,乐观者 C 反应蛋白水平平均降低 20%。

焦虑时交感神经过度兴奋,肾上腺素飙升,肝糖原分解加速,血糖骤升。乐观促进副交感神经活跃,心率变异性增加,血糖波动减少。

治疗依从性翻倍。乐观者更愿意规律监测血糖(依从性提高 37%)、坚持运动(达标率增加 52%)。

典型案例：张阿姨加入轻松控糖体验周后学会了"糖友友黄金饮食法则"，排好一日三餐，认真执行，糖化血红蛋白从 8.5% 降至 6.7%。

社交支持增效。乐观者更易获得家人理解，共同制定健康计划（如全家低碳饮食）。加入糖友社群后，积极分享经验者血糖达标率比沉默者高 41%。打破"情绪性进食"魔咒。压力大时，悲观者倾向暴食高糖食物（如深夜吃蛋糕），引发血糖"过山车"。乐观者通过正念呼吸、散步等替代行为缓解压力。

科学培养"降糖型乐观"的 4 个方法如下。

(1) 认知重构：给负面想法"贴标签"

事实依据：我的糖化血红蛋白比上月已下降 1%。积极替代：血糖波动是调整治疗方案的信号，不是失败。

(2) 微小胜利记录法

每天记录 3 件控糖成功小事（如"今天饭后散步 20 分钟"），强化正反馈。研究发现，持续记录 3 周可使自我效能感提升 63%。

(3) 身体姿态"作弊法"

焦虑时刻意抬头挺胸、微笑 2 分钟（即使假装），身体姿态可反向激活大脑乐观回路。

(4) 中医情志相胜疗法

木克土：思虑过度（脾土）时，用"怒"疏导（如打拳击沙袋），但须控制在 30 秒内。火生土：情绪低落时，点燃香薰（嗅觉）、听激昂音乐（听觉）振奋心火。

避开错误认知，如"只要心态好，不用吃药测血糖！"乐观须与科学管理结合，而非替代。即使心态积极，仍需定期复查糖化血红蛋白、眼底等指标。

持续高血糖合并情绪问题，须排查甲状腺功能异常（甲亢/甲减也会影响情绪和代谢）。

乐观不是天生特质，而是可训练的控糖技能。它如同"代谢润滑剂"，既减少压力激素损伤，又推动健康行为闭环。每一次对血糖波动的冷静应对，都在重塑胰岛功能。真正的与血糖"和解"，是接纳疾病为友，借它重塑更健康的生活方式。

94. 想睡睡不着，醒了还想睡，或者睡不醒，这是为什么？

长期血糖增高或者血糖波动很大会造成血管损伤，特别是微小血管的损伤。想睡睡不着，醒了还想睡，或者睡不醒，总是感觉到自己没睡好，有头晕的现象。这说明大脑微小血管已经损伤了，睡眠调节出现了问题，须及时去医院寻求治疗。

95. 睡眠障碍如何影响血糖?

大量研究表明,睡眠时间过短或者过长都会影响血糖。睡眠不足会损伤人体的血糖调节能力,有效睡眠时间太短会抑制胰岛素的分泌,还会使抵抗胰岛素的激素分泌增加,结果导致血糖升高,特别是空腹血糖明显异常。

睡眠障碍会影响正常激素的昼夜分泌节律,如升糖激素的代表——皮质醇,在夜间浓度会逐渐升高,导致早上晨起的时候胰岛素抵抗加重,而糖友本身胰岛素分泌量少,不足以抗衡升糖激素,导致早上出现空腹血糖异常增高,居高不下。

皮质醇激素全天有着规律的分泌节律,从凌晨2点到3点开始升高,第一个高峰是在早上8点到9点,全天需要的皮质醇总量的2/3在这个时间段内分泌。而糖友胰岛素的分泌本该与之匹配,实际情况却是胰岛素的分泌跟不上,无法和皮质醇形成对抗。所以很多糖友就会出现即便不吃东西,空腹血糖也会比较高。

而血糖调节能力正常的人,在皮质醇分泌高峰时,能够自动反应分泌胰岛素,胰岛素的量随着皮质醇增高的速度同时攀升,这样就能抗衡升糖激素带来的血糖增高,即血糖控制是正常的。

当空腹血糖很难控制时,其实是整个身体调节出现了问题,长期睡眠不足,身体的应激系统刺激交感神经,交感神经兴奋时体内的肾上腺素分泌增加,肾上腺素也是一种升糖激素,结果就是血糖失控。

睡眠障碍会影响食欲。调节进食的激素分泌异常,会使人吃得比较多,容易饿,白天又老是想睡觉,疲倦,活动量下降,从而导致肥胖,肥胖会加重胰岛素的抵抗,使血糖更加难以管理。

睡眠障碍会导致体内炎性分子增加,炎性分子会造成慢性损伤,比如胰岛的损害,从而加重血糖调节失衡。

睡眠的质量也与血糖调节有直接关系,比如打鼾,严重的鼾症又称为呼吸暂停综合征,伴有睡眠状态的慢性缺氧。慢性缺氧导致身体内产生更多炎症,这种无菌性炎症会损伤细胞,它对糖代谢的负面影响是全身性的。

96. 运动后为什么血糖反而升高了?

按照通常的理解,运动后,比如跳了半个小时广场舞,消耗了能量,血糖应该会降低,为什么有些糖友的血糖反而升高呢?

要理解这个问题,需要了解血糖的反馈调节机制。身体调节血糖就像一个天平,在一定范围内上下起伏。如果餐后运动甚至空腹时运动,或者运动强度比较大,快速消耗血糖,会导致某个时刻的血糖值很低。为避免低血糖的出现,身体可通过调节,反射性地升高血糖,进而出现运动后血糖升高,这是一种反馈性调节。

97. 运动需要循序渐进,怎么掌握适当的运动量?

(1)评估:哪些糖友需要特别谨慎

① 必须医生许可才能运动的情况:近期发生过低血糖昏迷/严重高血糖(血糖 > 16.7 mmol/L 且尿酮阳性)。合并严重视网膜病变(有眼底出血风险)、糖尿病足溃疡、严重心脏病。

② 须调整运动类型的情况:周围神经病变(手脚麻木)者避免跑步、跳绳,选择游泳、骑固定自行车。关节退行性变者避开深蹲、爬楼梯,改练坐姿抗阻训练、太极。

(2)找到"安全运动量"

第1步:从"微量运动"启动。

初始阶段(第1~2周):每天分3次,每次5分钟,进行床边抬腿(改善循环)+ 靠墙静蹲(增强下肢力量)+ 坐姿扩胸(打开呼吸)。

保持心率≤[(170 - 年龄)×50%],如60岁糖友,心率≤55次/分。

第2步:低强度有氧打基础。

适应期(第3~4周):每天20分钟,分2次完成。早晨:扶椅站立+慢走2分钟+快走1分钟(循环5组)。傍晚:八段锦"双手托天理三焦"+"调理脾胃须单举"(各做3遍)。自测安全信号:运动时能正常说话,微出汗但不喘。

第3步:加入抗阻训练。

强化期(第5周起):每周3次,每次15分钟。弹力带坐姿划船(增强背部,改善驼背),每组8次,做3组。扶墙提踵(预防糖尿病足),每组10次,做2组。重量选择:从徒手开始,逐步增加至能轻松完成12次的重量。

第4步:动态调整运动量。

监测指标:运动后1小时血糖下降1~3 mmol/L为理想范围,下降超过低于4 mmol/L提示运动过量。次日晨起疲劳感:轻微肌肉酸胀正常,持续乏力须减量。升级信号:连续3天完成当前计划无不适,可增加5%强度或时间。

(3)中医辅助:运动前后须调养

运动前:按揉足三里穴(膝盖下4横指)2分钟,增强肌肉耐力。喝100 mL黄芪红枣茶(黄芪3片+去核红枣2颗煮水),补气防虚脱。

运动后:拍打"胆经"(大腿外侧中线)50下,

疏通气血缓解酸痛。用 40 ℃ 热水泡脚（水位过三阴交穴），加入艾叶 10 g，驱寒促循环。

（4）警惕！这些情况立即停止运动

身体信号：运动中头晕、眼前发黑（可能低血糖）；胸闷压迫感、左肩放射痛（警惕心绞痛）。

血糖异常：运动前血糖 <5.6 mmol/L 时，先吃半片低血糖生成指数面包。如果还在使用药物，提醒自己需要减量。运动后血糖 <4.0 mmol/L 时，立即补充能量，如蛋白质。次日运动量调整。关键点如下。

① 起步要"小"：从 5 分钟碎片化运动开始，比一次 30 分钟更易坚持。

② 强度要"柔"：用"说话测试"代替心率设备，身体感受最真实。

③ 目标要"活"：根据血糖和疲劳感动态调整，拒绝机械执行。

对糖友而言，动比不动好，科学动比盲目动更好！

98. 不喜欢运动，如何把日常家务变成"隐形降糖药"？

（1）家务选择：按代谢效益分级做

① 轻度代谢家务（每小时消耗 90～120 kcal）。擦桌子/窗台：每 10 分钟换一次清洁区域，搭配踮脚

尖动作。整理衣柜：蹲起拿取衣物（手扶柜门保安全），相当于深蹲。手洗小件衣物：搓洗时配合深呼吸（吸4秒呼6秒），降低皮质醇。

② 中度代谢家务（每小时消耗 150~200 kcal）。拖地板：采用"弓箭步拖地法"，前后腿交替发力，激活臀肌。擦玻璃：手臂画大圈（刺激肩袖肌群），每扇窗擦3分钟+远眺1分钟（护眼）。晒被子：双手举高抖动被单（类似扩胸运动），改善胸椎灵活度。

③ 高强度代谢家务（每小时消耗超过 200 kcal）谨慎选择。搬重物（<3 kg）：屈髋下蹲搬运（保护腰椎），搬5次休息1分钟。擦吊扇/高柜：踩稳踏板后，单腿支撑交替（类似低强度踏步机）。

（2）中医养生法融入家务

擦地时：手握拖把，虎口按压合谷穴（手背拇指食指间），每推5次拖把按压10秒，通大肠经、促代谢。

洗碗时：用洗碗布顶住劳宫穴（掌心握拳中指尖处），顺时针擦拭碗壁，清心火、稳情绪。

（3）安全须知：糖友家务"三不做"

① 避免长时间低头。整理低处抽屉时，采用跪姿软垫（防视网膜病变者眼压升高）。

② 警惕低血糖陷阱：大扫除时间别太长。如果超过1小时，中途加餐1片低碳饼干+5颗坚果。

③ 防神经损伤：接触热水/清洁剂时戴厚胶手套

（糖尿病神经病变者易烫伤）。

（4）家务后恢复套餐

① 补水解疲劳。淡竹叶 3 g + 乌梅 2 颗泡水（消除乳酸堆积）。

② 肌肉放松术。用擀面杖滚压小腿肚（从脚跟到腘窝），预防筋膜粘连。

③ 血糖监测。大扫除后 1 小时测血糖，若下降 > 4 mmol/L，次日减少 20% 家务时长。

99. 大体重的糖友怎样运动不伤害膝关节?

每增加 1 kg 体重，膝盖承重增加 3~4 kg。选择减少膝盖压力的运动（如游泳、骑自行车），避免跑跳类动作。推荐运动方案如下。

（1）水中运动（最佳选择）

水中步行：水位至胸口，前后交叉步行走，阻力增肌减冲击。

水中抬腿：扶池边交替抬腿（膝盖微弯），每组 10 次，做 3 组。

血糖消耗参考：水中运动 30 分钟 ≈ 陆地运动 1 小时，血糖可降 1~3 mmol/L。

（2）坐/卧式训练（适合超重者）

坐姿抬腿：坐椅子伸直腿，脚尖回勾保持 5 秒，缓慢放下，每侧腿15次。

仰卧蹬车：平躺模拟蹬自行车（幅度小、速度慢），每天5分钟。

弹力带抗阻：取坐位，用弹力带套双膝，向外展开（激活臀中肌护膝）。

（3）椭圆机/卧式自行车

椭圆机技巧：身体稍后倾，用臀部发力而非膝盖。

阻力设定：从最低档开始，时间优先于强度（初期每天15分钟）。

强化膝盖周围肌肉（关键防护）的运动如下。

（1）靠墙静蹲改良版

动作：背靠墙，屈膝角度≤30°，臀部下方垫枕头（减少膝盖压力）。

时长：从10秒开始，逐渐增至1分钟，每天3组。

（2）直腿抬高训练

仰卧位：伸直腿抬高15 cm，保持5秒，每侧腿各10次。

侧卧位：上方腿外展30°，强化臀中肌（保护膝盖稳定性）。

（3）脚跟滑动

仰卧屈膝：脚跟缓慢向臀部滑动（不抬起腰部），感受大腿前侧发力。

运动防护事项如下。

(1) 护具选择

髌骨带：仅限上下楼梯时短时使用（长期依赖会削弱肌肉）。

运动鞋：选宽楦头、缓震型（足弓支撑可减少膝盖内旋压力）。

(2) 运动后恢复

冰敷：膝盖轻微发热时，用冰袋裹毛巾敷10分钟（防炎症）。

中药熏洗：威灵仙30 g + 伸筋草15 g煮水泡脚（水温≤40 ℃）。

(3) 疼痛信号识别

立即停止：运动中膝盖刺痛、弹响或肿胀。

就医指征：休息3天仍疼痛，须排查半月板损伤或滑膜炎。

体重管理须与运动协同，具体如下。

(1) 饮食配合

控糖减脂餐：每餐先吃200 g绿叶蔬菜（增加饱腹感），蛋白质≥20 g（维持肌肉）。

抗炎食物：每周吃3次深海鱼（三文鱼、秋刀鱼），补充ω-3多不饱和脂肪酸。

(2) 减重节奏

安全速度：每月减重2~3 kg（过快易反弹且伤膝）。

监测指标：体脂率下降＞肌肉量下降（家用体脂

秤辅助检测)。

循序渐进,从每天 15 分钟碎片化训练开始,逐步累积至每周 150 分钟;及时止损,宁可少动不多伤,长期养护比短期效果更重要;请记住,膝盖是糖友运动的"油门",科学使用才能"跑赢"糖尿病!

100. 糖友什么时候运动最好?早晨可以空腹运动吗?

早晨空腹运动不好,建议大家餐后运动。一般进餐后 30~40 分钟开始运动比较合适。

糖友要避免空腹运动,空腹时血糖偏低,而运动会消耗大量的能量,糖友的血糖调节能力差,运动强度不好把握,运动过量容易诱发低血糖。一旦出现低血糖,身体会保护性地升高血糖,如果处理不当,比如吃糖块、喝糖水急救,血糖迅速反弹,会加重糖调节紊乱,使之前控糖的努力付诸东流。

血糖调节特别差的人在运动中不容易发现身体的细微变化,如大量出汗、心慌等,甚至突然出现低血糖昏迷,十分危险。建议糖友根据自己的实际情况,选择适合的运动方式,切忌空腹运动。

第四篇

代谢修复：精准营养，给身体一次重启的机会

直播间、控糖周、训练营中捷报频传,那一张张对比鲜明的体检报告单,让我们在实践中坚信:糖尿病不仅可防可控,而且可缓解、可逆转。期待下一个来报喜的就是您!

糖尿病健康管理从未如此充满生机

那些曾被认为"不可逆"的损伤，正在分子营养学的攻势下节节败退。记住：精准的营养策略可让身体焕发新的代谢活力，真正的治愈是从细胞收到正确的修复指令开始的。从"终身服药"转向"缓解状态"，每位糖友都是这场"革命"的见证者，更是参与者。

101. 什么是精准营养？膳食补充剂有用吗？

精准营养其实是精准医学领域的一个分支，又被称为个性化营养，顾名思义，它的特点是追求精准的个性化营养。

精准营养的膳食干预策略需要衡量个体对营养素的需求，对食物营养素的利用能力，从而制订科学合理的营养方案。人体对营养的反应是存在个体化差异的，因此精准营养也是营养学研究的未来趋势。

精准营养的最终目的是改善人们的健康状态。而影响人们健康的因素却是多方面的，除了饮食和生存状态，还有年龄、性别、职业、运动、睡眠、心理等多种因素。健康早就不仅仅是"如何吃"那么简单。世界卫生组织对健康的定义是："健康不仅是没有疾病，而且包括躯体健康、心理健康、社会适应良好和道德健康。"追求健康，最终还是需要从整体的生活、心理状态来进行调整。如今迈入精准营养新时代，就需要针对确定群体或个体，在正确的时间，满足人们追求健康目标的需求。

针对糖友群体，精准营养就是在饮食干预、生活方式干预的基础上，有针对性地补充能够帮助糖友解决与代谢相关脏器修复需要的各种营养物质，比如膳食补充剂。

膳食补充剂有用吗？关于这个问题一直比较有争议。如果饮食非常健康合理，完全没有必要吃补充剂。这句话听上去没有任何不妥，关键是你真的能够做到吗？先不论我们目前的饮食环境是否安全，我们的一日三餐原材料是否无害，实际上我们几乎都做不到真正的健康合理饮食，而糖尿病就是因为不良的生活方式导致的。要想解决这个问题，必须从饮食和生活方式入手进行营养干预。可以适当地吃膳食补充剂，重新均衡营养、修复损伤。

对糖友而言，正确、合理服用膳食补充剂对健康有益。膳食补充剂是一种以片剂或胶囊剂等浓缩形态存在，通过口服补充人体必需的营养素和生物活性物质，以达到提高机体健康水平和降低疾病风险为目的的营养物质。膳食补充剂所用的原料主要取自天然物质，也有通过化学或生物技术生产的安全可靠的物质，包括动植物提取物、维生素、矿物质、氨基酸、膳食纤维等。

要强调说明的一点是，膳食补充剂既不是食物，也不是药物，因此它不能代替食物，更不能代替药物，所以单靠膳食补充剂作为营养来源是万万不可的。膳食补充剂的作用就是补充饮食供给的失衡或不足。把希望都寄托在膳食补充剂上，忽视一日三餐，也不关注生活方式，这样就是本末倒置了。

102. 哪些营养素协助提升糖代谢？

控制血糖需要针对关键生理环节进行精准调控。精准植物营养素与基础营养素的联合使用，可通过多通路（抑制糖吸收、增强胰岛素效能、抗炎抗氧化）实现糖代谢优化。

（1）核心营养靶点

① 铬元素、镁元素。铬元素提升胰岛素工作效率，镁元素激活 300 多种代谢反应。联合补充（铬 200 μg/d + 镁 300 mg/d）时，餐后血糖波动减少 20%。

② 维生素 D_3 + ω-3。维生素 D_3 可保护胰岛细胞，

改善胰岛素分泌；ω-3多不饱和脂肪酸可修复细胞膜，增强胰岛素信号接收。维生素D_3每日2 000 IU，磷虾油中，ω-3多不饱和脂肪酸含量丰富，可适量食用。

③ 缓释纤维、锌元素。缓释纤维形成凝胶包裹糖分，锌元素稳定胰岛素的结构。餐前可服用5 g水溶性纤维粉（如低聚果糖），推荐每日锌需要量为15 mg。

（2）植物活性成分精准应用

① 桑叶提取物（1-脱氧野尻霉素，DNJ）。阻断淀粉分解成葡萄糖，效果类似处方降糖药（但更温和）。一般餐前10分钟服用含DNJ 10 mg的胶囊。

（2）苦瓜多肽复合物。直接激活细胞吸收糖分的"开关"。每日500 mg提取物，8周后糖化血红蛋白下降0.8%。

（3）肉桂精华（甲基羟基查耳酮聚合物，MHCP）。4小时速效控糖，适合应对聚餐等突发血糖波动。一般选用锡兰肉桂提取物，每日摄入量不超过3 g。

（4）姜黄素纳米制剂。其主要功能有控制体内炎症，激活细胞内"清洁工系统"（自噬作用），提升肌肉细胞对葡萄糖的利用率。建议选择含黑胡椒素的纳米包裹剂型（吸收率提升20倍），早餐后服用250 mg，睡前服用100 mg（持续抑制夜间炎症因子）。

姜黄素纳米制剂与ω-3多不饱和脂肪酸联用形成

"抗炎双通道",姜黄素阻断炎症信号,ω-3多不饱和脂肪酸修复细胞膜。运动后1小时服用,加速肌糖原合成,通过"阻断吸收-提升利用-系统抗炎"三重通路协同,可使血糖调控效率提升40%(相比单一成分)。配合每周3次抗阻训练(增加肌肉储糖能力),能实现从分子层面到整体代谢的系统优化。

103. 哪些脂类对糖友比较重要?

对糖友而言,脂类选择直接影响胰岛素敏感性、炎症控制和心血管健康。以下5类关键脂类经临床验证可优化血糖代谢。

① ω-3多不饱和脂肪酸。抑制TNF-α、IL-6等炎症因子,改善脂肪细胞胰岛素抵抗;增强细胞膜流动性,使胰岛素受体更易被激活;降低甘油三酯20%~30%,减少动脉斑块形成;抑制NF-κB通路,降低C反应蛋白水平(临床试验显示降幅达23%)。ω-3多不饱和脂肪酸的主要来源有三文鱼(每周3次,每次150 g)、磷虾油(含磷脂型ω-3,吸收率比鱼油高)、亚麻籽油。确诊胰岛素抵抗者摄入量为二十碳五烯酸(EPA)1 800 mg/d、二十二碳六烯酸(DHA)1 200 mg/d(分2次随餐);糖尿病合并高血脂患者建议选择EPA占比70%以上的ω-3多不饱和脂肪酸。

② 单不饱和脂肪酸(MUFA)。延缓胃排空速度,

碳水化合物吸收速率降低40%；减少肝脏脂肪沉积。MUFA主要来源于初榨橄榄油、夏威夷果等。

③ 中链甘油三酯（MCT）。直接在肝脏产酮供能，减少对葡萄糖依赖。增加饱腹感，促进内脏脂肪分解，更有利于体重管理。一般使用方法为睡前10 g MCT油混合无糖酸奶，抑制晨间肝糖输出；配合低碳饮食，保持认知功能稳定；须从5 g/d逐步加量，避免腹泻；胆囊疾病患者禁用。

④ 共轭亚油酸（CLA）。增加骨骼肌葡萄糖摄取量，减少脂肪细胞体积。使用黄金时段为力量训练后30分钟内服用（与乳清蛋白协同增效）。

⑤ 磷脂型 ω-3 多不饱和脂肪酸（如磷脂酰丝氨酸）。其能穿透血脑屏障，直接改善下丘脑胰岛素信号传导，调节食欲中枢。具有神经保护作用，预防糖尿病周围神经病变。主要来源于南极磷虾油（含天然磷脂结合型 ω-3）。

使用以上脂类营养素时，须特别关注以下两条。

① 严格规避反式脂肪（植脂末、代可可脂）及过量 ω-6（葵花籽油、玉米油每日 <10g）。

② 特殊人群须调整。糖尿病肾病患者限制磷摄入，选择 MCT 替代部分食用油；服用抗凝药时 ω-3 剂量 <2 000 mg/d，防止出血风险；胃肠术后改用中链脂肪酸（MCT）替代长链脂肪。

精准匹配个体化脂类需求，可使糖友血糖波动幅度减少40%,同时降低心血管并发症风险。建议与营养师共同制订并动态调整方案。

104. 糖友需要特别补充哪些维生素?

糖友因代谢异常、饮食限制及药物影响,易出现特定维生素缺乏。以下5类维生素经临床验证对血糖调控和并发症预防至关重要。

① 维生素D。胰岛保护:激活胰岛β细胞维生素D受体,促进胰岛素合成。抗炎控糖:抑制脂肪组织炎症因子(如TNF-α),改善胰岛素抵抗。补充前先检测血清25羟基维生素D,应维持在50~80 nmol/L,不足者优先补充。日常摄入维持在2 000 IU/d(维生素D_3 + 维生素K_2复合剂);严重缺乏时,每周50 000 IU,8周后转维持量。与镁同服可提高维生素D的活性。

② B族维生素。二甲双胍长期使用导致其吸收障碍,缺乏可引发周围神经病变,可选择苯磷硫胺(脂溶性维生素B_1衍生物)、甲钴胺(活性维生素B_{12})、烟酰胺等补充。

③ 维生素C。中和糖代谢产生的自由基,预防血管内皮损伤。竞争性抑制葡萄糖与胶原蛋白结合,减少皮肤和血管AGEs生成。维生素C可分次补充,每次≤200 mg,每日总量500~1 000 mg(高剂量易引

起草酸盐结石)。

④ 维生素 E。预防糖尿病周围神经病变,改善神经传导速度;与硒联用增强抗氧化酶(谷胱甘肽过氧化物酶)活性。每日建议摄入 400 IU,餐后服用促进吸收。

⑤ 维生素 K_2。激活骨钙素,减少血管钙化风险(糖友血管钙化率是常人的 3 倍),促进脂联素分泌,改善脂肪细胞胰岛素响应,提升胰岛素敏感性。精准补充时,可选择 MK-7 型(天然纳豆提取),半衰期长达 3 天。建议每日 90~180 μg,与维生素 D_3 协同使用。

特别提醒,血糖控制改善后,维生素 B_1/B_{12} 需求可能降低。夏季日照充足时,维生素 D 剂量减半。维生素 C 与葡萄糖酸钙联用增加肾结石风险。维生素 E 与抗凝药(华法林)联用须间隔 6 小时。维生素补充须与血糖监测同步,例如,补充维生素 D 后 4~8 周复查空腹血糖及血清维生素 D 水平。天然食物仍是营养素的最佳来源,但当糖化血红蛋白 >7% 时,须针对性强化补充。

105. 蛋白质(包括小分子肽)在细胞损伤修复过程中的作用是什么?

糖友因高血糖导致的组织损伤和慢性炎症,对蛋白质的需求量及质量要求高于常人。合理摄入优质蛋白质,可针对性修复细胞损伤、延缓并发症进程。

(1) 蛋白质修复损伤的核心作用

① 细胞再生与伤口愈合。胶原蛋白:构成皮肤、血管基底膜的核心蛋白,糖友伤口愈合慢,须额外补充甘氨酸、脯氨酸(胶原蛋白合成原料)。每天补充 10 g 胶原蛋白肽,糖尿病足溃疡愈合时间缩短 30%。免疫球蛋白:提升巨噬细胞活性,预防感染性并发症(如糖尿病足合并感染)。

② 神经保护。髓鞘修复:优质蛋白提供卵磷脂(含胆碱),促进神经髓鞘再生,改善肢体麻木。神经营养因子:乳清蛋白中的半胱氨酸可以促进神经生长因子合成。

③ 血管内皮修复。弹性蛋白:维持血管弹性,预防糖尿病血管硬化。鱼类蛋白富含的 ω-3 多不饱和脂肪酸可减少血管炎症。一氧化氮调控:精氨酸(存在于禽肉、大豆)可以促进一氧化氮生成,改善微循环。

(2) 防控糖尿病并发症的蛋白质策略

① 糖尿病肾病蛋白选择。早期(肾小球滤过率 >60 mL/min):0.8 g/(kg·d),优选植物蛋白(大豆分离蛋白减轻肾小球高滤过);晚期(肾小球滤过率 <30 mL/min):0.6 g/(kg·d),限制磷摄入,选乳清蛋白(磷含量比肉类低 50%)。关键氨基酸:支链氨基酸减少肌肉分解,改善营养不良。

② 糖尿病视网膜病变蛋白选择。鱼类蛋白（EPA/DHA）抑制视网膜新生血管生成。锌结合蛋白（如牡蛎）保护感光细胞，延缓视力下降。

③ 心血管并发症蛋白选择。植物蛋白（豆类、藜麦）：每增加3%植物蛋白摄入，心血管死亡风险降低12%。深海鱼：每周3次，每次100 g，心肌梗死风险降低27%。

（3）糖友蛋白质摄入"黄金法则"

精准摄入量为无肾病者：$1.0 \sim 1.2$ g/（kg·d）（60 kg者每日摄入60～72 g）；糖尿病合并肥胖者：$1.2 \sim 1.5$ g/（kg·d）（增强饱腹感，保留肌肉）。

特别提醒，慎用加工蛋白，如培根、香肠等含亚硝酸盐，会增加胃癌风险。随着营养学的进展，多肽越来越被重视。特别是小分子肽通过"精准供能—信号激活—抗氧化保护"三位一体机制，成为细胞损伤修复的"生物导弹"。其高效性和靶向性远超传统蛋白质，尤其在创伤、衰老、慢性病等场景中展现出越来越重要的价值。

106. 辅酶Q10如何调控血糖？

辅酶Q10（CoQ10）作为细胞能量代谢和抗氧化的关键物质，对糖友的血糖调控、并发症预防有独特价值。其可改善胰岛素抵抗，从细胞能量入手为线粒体"充电";CoQ10是电子传递链核心成分,可提升肌肉/肝脏细胞ATP产量,改善葡萄糖利用效率;促进脂肪酸β氧化,降低游离脂肪酸对胰岛β细胞的损伤;直接清除高血糖产生的活性氧,保护血管内皮细胞;还原被氧化的维生素E,形成抗氧化网络(糖友维生素E需求增加30%);促进神经髓鞘再生,改善糖尿病周围神经病变的麻木、刺痛症状。研究证据表明,每日补充200 mg CoQ10,3个月后胰岛素敏感指数改善18%。

使用CoQ10时应注意:须持续补充4~8周,急性期(如心肌病)可短期高剂量补充(600 mg/d);与含脂肪食物同服(如坚果、牛油果),吸收率提升3倍;低血压患者(可能加剧血压下降)、服用华法林者(须监测INR值,CoQ10轻微抗凝)禁用。

CoQ10天然食物来源量少,沙丁鱼(3 mg/100 g)、牛肉(2.6 mg/100 g)、开心果(2 mg/100 g)等食物中CoQ10含量低且易被破坏,须应用营养补充剂强化。

CoQ10通过"供能—抗氧化—护心脑"三重机制,成为糖友代谢管理的黄金配角。建议一旦确诊糖尿病即开始补充(尤其是服用他汀类药物者),配合血糖监测调整剂量,可有效延缓并发症进程。

107. 糖友如何维持肌肉量？β-羟基-β-甲基丁酸盐（HMB）的辅助作用与综合管理策略是什么？

肌肉保有量对糖友的血糖控制、并发症预防及生活质量维持至关重要。然而糖友常因胰岛素抵抗、慢性炎症和高分解代谢状态导致肌肉流失。在此背景下，营养补充剂如 HMB 可能成为保护肌肉的辅助工具，但其有效性须结合科学的代谢管理策略。以下是针对糖友的肌肉保护方案。

（1）肌肉保有量对糖友的核心价值

① 血糖调控的"核心引擎"。肌肉是人体最大的葡萄糖代谢器官，占餐后血糖摄取量的 70%~80%。肌肉量充足时，胰岛素敏感性显著提高，可降低糖化血红蛋白水平。抗阻训练后，肌肉的修复过程可持续消耗血糖长达 48 小时，减少血糖波动。

② 预防并发症的"代谢屏障"。肌肉通过分泌肌动蛋白（如鸢尾素）改善脂代谢，降低心血管疾病风险。充足的肌肉量可减轻肾脏负担（通过尿素循环清除含氮废物），延缓糖尿病肾病进展。肌肉收缩产生的机械应力可预防骨质疏松，降低跌倒骨折风险（尤其是老年糖友）。

③ 生存质量的"基石"。肌肉流失与疲劳、失能

密切相关。研究表明，肌肉量减少5%，跌倒风险增加40%。肌肉量高的糖友全因死亡率显著降低，住院率与感染风险也更低。

（2）HMB的辅助作用：机制与证据

① HMB的生理功能。抑制肌肉分解：作为亮氨酸代谢产物，HMB通过阻断泛素-蛋白酶体系统，减少肌肉蛋白降解，尤其在炎症、高血糖等分解代谢压力下；促进合成代谢，增强肌肉修复效率，尤其在抗阻训练后效果更明显。

② 针对糖友的潜在益处。研究显示，HMB可减少老年人和慢性病患者的肌肉流失。临床观察发现，HMB联合抗阻训练可能帮助糖友增加肌肉量，改善胰岛素敏感性。

（3）综合管理方案：HMB + 三位一体策略

① 抗阻训练：肌肉合成的"核心驱动力"。每周2~3次，从低强度开始（如弹力带、椅子深蹲），逐步增加负荷。多关节复合动作优先（如哑铃推举、臀桥），兼顾下肢与核心肌群。合并神经病变者避免负重过强，视网膜病变者须监测眼压。

② 蛋白质摄入：肌肉修复的"原料库"。每日需求：1.2~1.6 g/kg体重（60 kg体重需72~96 g），分4~5次摄入（如早、中、晚餐及两次加餐）。优质蛋白来源有乳清蛋白（吸收快）、鸡蛋、鱼类等。睡前补充酪蛋白（如低脂酸奶），可抑制夜间肌肉分解。

③ HMB 的合理使用。每日 3 g，分 2 次随餐服用（如早餐后、训练后）。与乳清蛋白联合使用可能增强效果（HMB 促进肌肉合成，乳清蛋白提供原料）。肾小球滤过率 <30 mL/min 者避免使用。

（4）其他关键支持措施

① 血糖控制：减少肌肉分解的"根本"。目标糖化血红蛋白 <7%，避免高血糖加速糖基化终产物对肌肉的损伤。优先选择低碳饮食，搭配膳食纤维延缓糖分吸收。

② 抗炎与抗氧化。补充维生素 D（每日 800～1 000 IU）、ω-3 多不饱和脂肪酸（每日 1～2 g 鱼油），抑制慢性炎症。深色蔬菜（如菠菜、西兰花）提供多酚类物质，减少氧化应激。

③ 避免肌肉流失的"陷阱"。不过度节食，极低热量饮食（<1 200 kcal/d）会加速肌肉分解。慎用激素类药物，如长期使用糖皮质激素须加强蛋白质摄入和抗阻训练。

（5）风险与个体化调整

肾功能不全者若高蛋白饮食和补充 HMB 时须在医生指导下调整（如肾小球滤过率 <60 mL/min 时，控制蛋白摄入量）。老年糖友以低强度抗阻训练为主，注重平衡训练（如太极），预防跌倒。合并心血管疾病者运动前须评估心脏功能，避免憋气用力（如瓦尔萨尔瓦动作）。

(6)肌肉保护是糖尿病管理的战略目标

对糖友而言,维持肌肉量不仅是改善血糖的手段,更是延长健康寿命的核心策略。HMB可作为辅助工具,但必须建立在抗阻训练、足量蛋白质和血糖控制的基础上。建议糖友与医疗团队合作,每3～6个月评估一次身体成分,动态调整方案,实现代谢健康与生活质量的全面提升。

108. 植物营养素中有哪些物质可以帮助糖友?

在自然界中,植物为了抵御病虫和紫外线伤害,进化出了强大的"化学武器库"——这些被称为植物营养素的活性成分,如今正成为人类对抗糖尿病的新盟友。它们不仅能辅助控糖,还能从根源上减少炎症、修复损伤,为糖友带来多维度的健康守护。

(1)控糖"三剑客":精准管理血糖

① 肠道"守门员"。匙羹藤中的活性成分能像"门锁"一样封住肠道吸收糖分的通道,使一顿大餐后的血糖波动降低约30%。餐前喝一杯匙羹藤茶,相当于给身体装上"控糖过滤器"。

② 碳水"减速带"。DNJ可以延缓米饭、面条中的淀粉分解,让糖分像坐滑梯一样缓慢进入血液,避免餐后血糖"过山车"。

③ 细胞"充电宝"。苦瓜多肽能激活细胞表面的

"糖分接收器",帮助肌肉细胞高效利用血糖,特别适合久坐少动的办公族糖友。

(2)抗炎抗氧化:打破恶性循环

① "灭火队长"姜黄素。每天半茶匙姜黄粉(搭配黑胡椒),相当于给身体派遣一支"消防队",能"扑灭"脂肪组织里的慢性炎症,改善胰岛素抵抗。

② 细胞"修理工"花青素。蓝莓、石榴中的花青素像"微型吸尘器"一样,专门清理高血糖产生的有害自由基。研究发现,每天食用几十克蓝莓,三个月后血管氧化损伤标志物下降25%。

③ 线粒体"卫士"麦角硫因。蘑菇中的麦角硫因能深入细胞"发电厂"(线粒体),修复高血糖导致的能量系统故障,缓解糖友常见的疲劳乏力。

(3)器官防护盾:并发症的天敌

绿茶中的表没食子儿茶素没食子酸酯(EGCG)成分可阻止蛋白质糖化,就像给肾脏穿上"防弹衣",将糖尿病肾病风险降低40%;菠菜、羽衣甘蓝富含的叶黄素,能在视网膜形成"天然墨镜",过滤有害蓝光,延缓糖尿病视网膜病变;亚麻籽中的α-亚麻酸可修复受损神经鞘,配合每周3次30分钟快走,能显著改善手脚麻木刺痛。

(4)日常实践指南

① 彩虹饮食法。每天吃够5种颜色的植物性食物:红色番茄(熟)、紫色甘蓝、绿色西兰花、黄色

彩椒、白色菌菇。

② 厨房小智慧。用肉桂粉代替白糖调味，将白米饭换成杂豆饭（抗性淀粉+膳食纤维双倍控糖），凉拌菜用苹果醋、初榨橄榄油，提升营养素吸收。

③ 科学补充策略。血糖波动大者，餐前服用匙羹藤提取物 500 mg；慢性炎症明显者在服用姜黄素的同时，补充黑胡椒素复合片。老年糖友麦角硫因补充剂的剂量为 5~10 mg/d。

特别提醒，天然≠绝对安全。部分提取物可能与降糖药产生协同作用，使用前建议咨询医生、营养师。植物营养素的效益通常在规律使用 2~3 个月后显现，须耐心坚持。植物营养素不能替代药物治疗和生活方式管理，须与均衡饮食、适度运动形成"健康铁三角"。

糖尿病健康管理延伸阅读